內在靠 肌力，
外在靠 彈力！

+2^的強效微鍛鍊

Contents

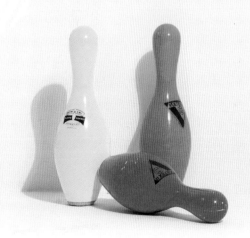

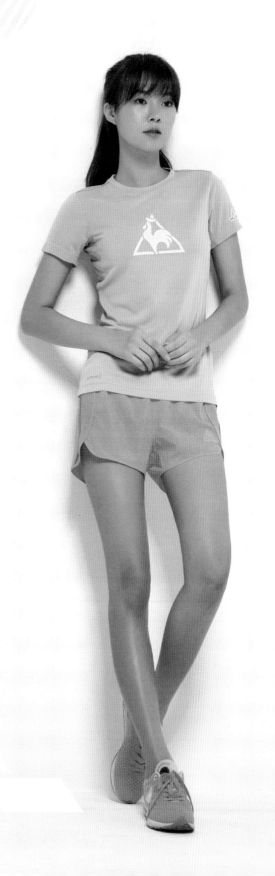

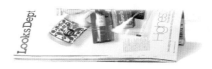

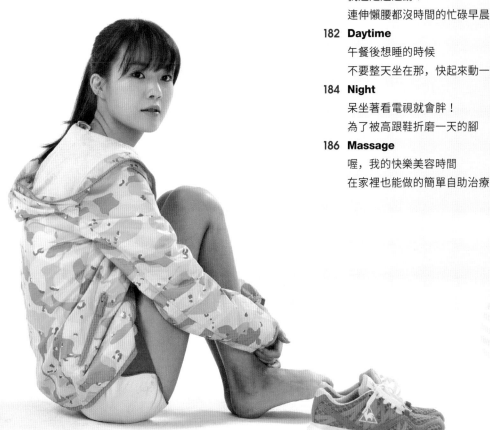

運動的態度
Attitude

我是要跟大家一起完成《+2的強效微鍛鍊》的健身講師（Body Instructor）文智淑。運動時需要態度（Attitude）。其實我接下來要說的話，可以說是為了管理身材而開始任何運動之前所應謹記的態度。開始運動之前，我們一定要記住這些事情。

首先，請擺脫「體重」這個強迫觀念。

韓國女性似乎誤會打造苗條、美妙的身材就是減少「體重」。喔～拜託別再這樣了！對45公斤的幻想還是留給男生吧。人的身體會因骨頭的重量、肌肉的比例等而使條件不同，所以即使是相似的身體，體重還是會有所差異。而且肌肉體積比脂肪小，重量卻相對重很多，所以肌肉發達的身體會比沒有肌肉的身體更重。也就是說，並不是有在運動就一定能夠45公斤。

那重要的是什麼？尺寸！

脂肪體積比肌肉大，尺寸變大就表示累積了相應的脂肪。如果靠運動燃燒熱量、減少脂肪的話，那個位置自然就會由肌肉取代。這樣一來就會演變成雖然尺寸變小，但體重卻不如預期般下降的結果。所以從今天開始，我們就讓「體重」這個詞從腦中咻～地消失吧。別再問「做這項運動可以瘦幾公斤？」這種俗氣的問題了！

只要變瘦就一定會變美嗎？

NO！很多人在短時間內迅速瘦下來，但也會瞬間變老。沒有運動只靠控制飲食瘦身的話，皮膚會鬆弛並失去彈性。以適量的營養攝取為基礎，搭配適合各個部位的運動，讓身體變得均衡且美麗才是重點。比起只是瘦卻沒有任何線條的扁平身材，凹凸有致的S型身段才更加性感、更有魅力。而且運動鍛鍊出肌肉後，肌肉可以緊緊地抓住皮膚，打造出更具彈性的身材線條。

《+2的強效微鍛鍊》不是短時間內減重的瘦身計畫。

這個計畫不是幫你戲劇性地減下大量體重，而是縮小尺寸，讓身材的線條更有彈性、更柔和有彈性的塑身（Body Shaping）計畫。還有，健康也是絕對不可少的！瘦下來卻病懨懨的，那又有什麼用呢？疲憊的肩膀、痠麻的手腕、不時抽痛的腰等，許多女性都因為錯誤的生活習慣而飽受身體疼痛所苦。真正美麗的身材是以健康為基礎發展出來的。本書完整收錄矯正錯誤姿勢、解決各部位慢性疲勞問題的內容，第1天就從運動2分鐘開始，每天增加2分鐘，漸漸地脂肪就會減少，身材尺寸也會自然縮小，更能親眼觀察到自己的身材線條變得更有彈性、更柔和。

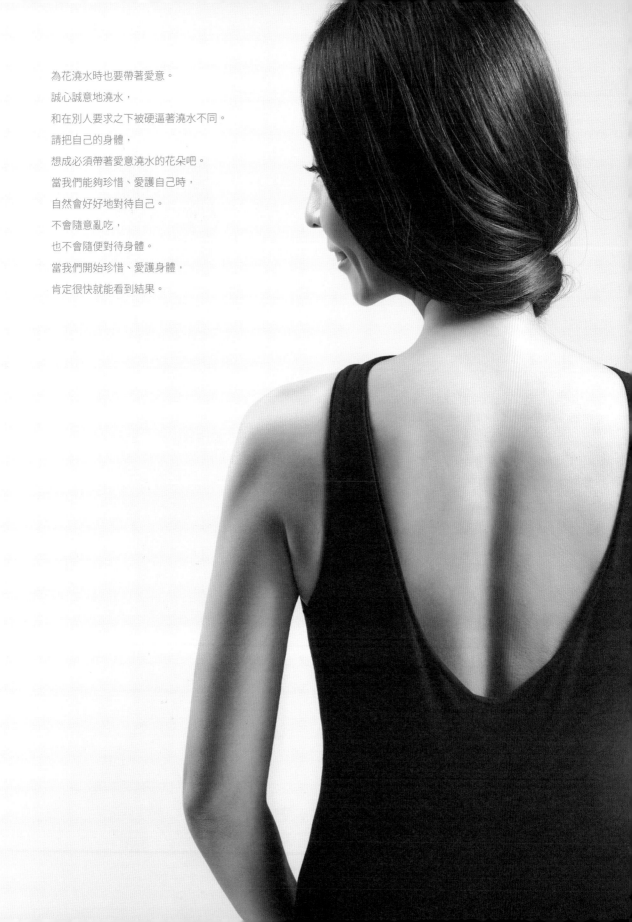

為花澆水時也要帶著愛意。

誠心誠意地澆水，

和在別人要求之下被硬逼著澆水不同。

請把自己的身體，

想成必須帶著愛意澆水的花朵吧。

當我們能夠珍惜、愛護自己時，

自然會好好地對待自己。

不會隨意亂吃，

也不會隨便對待身體。

當我們開始珍惜、愛護身體，

肯定很快就能看到結果。

請找出自己身體的優點，

並稱讚自己吧。

比起埋怨「我的腿怎麼這麼粗？」

應該稱讚「嗯，我的臀部真美～」

然後要認真搭配

能夠更凸顯漂亮臀部線條的

提臀運動與大腿後側運動。

一邊觀察自己的優點，

並從中獲得自信吧。

先對自己的身材有自信，

這樣管理身材就會變得更享受。

還有，最重要的應該是態度！請愛自己。

唯有愛自己才能改變身體。當我們開始愛護、珍惜自己，自然就會好好對待自己。不會亂吃、不會任意對待身體。還有，請經常照鏡子，因為想管理身材就必須了解自己的身體。開始運動之前，仔細查看自己的身體是什麼狀態，並透過運動留意自己的身體如何改變。也可以趁這個機會，好好看看身體的部位究竟在什麼地方，這樣的關心能夠帶來更大的改變。

也別忘記稱讚自己。

人們總是會看到自己的缺點，並嘗試尋找方法改正。不過身為塑身專家還是要理性地說，要修正、改善天生的條件仍有一定的極限。比起努力掩飾自己沒有的缺點，不如凸顯自己擁有的優點更重要、更有效。觀察自己的優點，並從中獲得自信吧。對身體產生自信之後，管理身材也會變得更享受。「要變得更漂亮！」的態度非常重要。

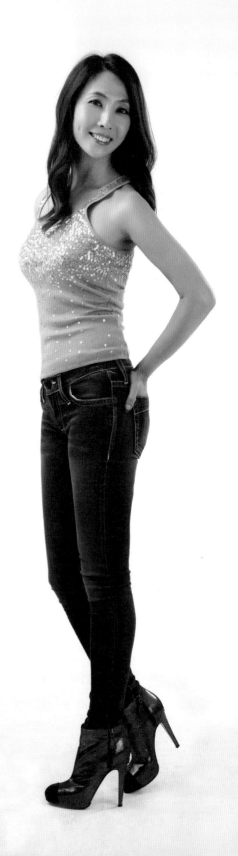

每件事情都先用「鼻子」來看。

現代人的身體大部分都缺乏運動。身體的各個功能沒有正常運作，或是用到意想不到的部位，導致身體被用在不對的地方，才會有越來越多問題。最具代表性的部位就是脖子！你還記得今天一整天有沒有好好轉動脖子呢？每天都覺得脖子很僵硬，其實是因為長時間固定脖子，只動眼睛看東西的緣故。

從今天開始，如果有人在旁邊叫你，千萬不要只動「眼睛」去看，要把「鼻子」轉過去朝向對方，這樣一來脖子自然就會轉動。養成轉動脖子的習慣之後，僵硬的頸部肌肉就會放鬆，脖子也會變得舒服。接著過去頸部周圍緊繃糾結的疲勞感就會消失，身體狀況也會驚人地好轉。

背也要常常轉動！

近來很多人都瘦腰痛所苦。學生、上班族都整天坐著，腰部處在長時間受到壓迫的狀態下。再加上很多人以錯誤的姿勢久坐，常有人因此脊椎歪掉、肌肉斷裂。所以大家跟著我一起複誦：「從今天開始，轉動上半身時也要轉『腰』！」
其實依照骨頭的構造來看，腰是不能轉的，只能彎曲、伸展而已。身體往左右兩邊轉的時候要動的不是腰，而是「背」。認知到這點再開始動作，就會感覺到差異。利用背部轉動身體，脊椎就會本能地舒展開來，也能夠大幅減輕腰部的負擔。

做下半身運動時，要隨時留意身體的排列。

否則運動反而會對身體有害。跟上半身運動相比，下半身運動有許多動作需要出更多力，一旦姿勢錯誤很容易對身體造成壓力。例如接下來要學的「弓箭步」、「深蹲」等姿勢，如果提到「膝蓋不能超過大腳趾」的話，就務必要遵守這個指示。因為如果膝蓋超過大腳趾，體重就會全部壓在膝蓋上，很容易導致膝蓋受傷。請記住，運動最重要的是「用正確的方法確實執行動作」。

然後，請關心小腿。

韓國女性似乎都只關心大腿。可能是由於下半身肥胖導致自卑的起因多集中在大腿，才會有這樣的結果。不過為了下半身健康，小腿（比目魚肌）是我們需要更關注的地方。比目魚肌是從踝骨延伸到小腿的肌肉，這塊肌肉一旦僵硬緊繃四周連結的腿部肌肉也會跟著承受壓力。這個部位要是緊繃，日常生活中有意無意承受的壓力與撞擊就無法獲得緩衝，肌肉會長時間維持在僵硬的狀態，所以總是會覺得雙腿疼痛、浮腫、身體疲勞不堪。所以為了保養下半身，最重要的是好好放鬆小腿。

謹記上述的態度，每天投資15至30分鐘在身體上。只要堅持30天，就能感受到身體的改變，感受到改變後便會自然進入下一個過程。想吃東西的時候也不需要痛苦地忍著不吃，還是可以開心、健康地擁有美妙的身材，各位一定能獲得這驚人的體驗。那麼現在就讓我們一起變美麗吧！30天居家健身最大的優點是什麼？就是自己一個人也能輕鬆地持續運動！來，一起去運動吧！

寫在2020年夏天來臨之前，**文智淑**

13

《+2的強效微鍛鍊》 使用說明書

❶ 這是從第1天一直延續到第30天，總計長達一個月的運動計畫。每天都會進行一項上半身跟一項下半身運動。兩項運動各1分鐘，總共只要投資2分鐘，第1天的運動就結束了。到了第2天，上下半身各新增一項運動，時間當然也會增加2分鐘。每天增加兩項運動，時間也增加2分鐘，到了30天之後就能完成1小時的運動計畫。最多就1小時，結束！

第1天
第1天運動 (上半身、下半身運動各1分鐘，共2分鐘)
第2天
第1天運動後→開始第2天運動！ (2分鐘＋2分鐘＝4分鐘)
第3天
第1到2天運動後→開始第3天運動！ (2分鐘＋2分鐘＋2分鐘＝6分鐘)
第4天
第1到3天運動後→開始第4天運動！ (2分鐘＋2分鐘＋2分鐘＋2分鐘＝8分鐘)
⋮
第30天
第1到29天運動後→開始第30天運動！ (2分鐘＋…＋2分鐘＝1小時)

❷ 各運動將依主題分7天完成。

❸ 區分上半身與下半身運動。

❹ 該運動的名字。有些是真正存在的運動名稱，如果是變形動作也會另外標記名字。

❺ 能看見運動成效的部位。必須感覺運動部位的肌肉有動作，才算是正確地運動。

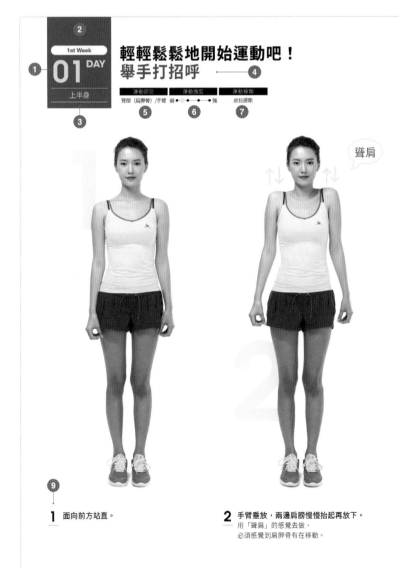

❶ ❷ 1st Week **01** DAY 上半身 ❸

輕輕鬆鬆地開始運動吧！
舉手打招呼 ❹

運動部位	運動強度	運動祕笈
臂部 (肩胛骨) / 手臂	弱 ●━━● 強	皮拉提斯
❺	❻	❼

聳肩

❾

1 面向前方站直。

2 手臂垂放，兩邊肩膀慢慢抬起再放下。
用「聳肩」的感覺去做，
必須感覺到肩胛骨有在移動。

22

14

⑥ 提示運動強度。

⑦ 提示皮拉提斯、健身、芭蕾、爵士舞、空間知覺運動、赤腳運動、瑜伽、Freeform、馬賽走等運動類型。「Daily Special」將介紹日常生活中能利用零碎時間作的運動、要點與按摩等。

⑧ 說明該運動的特徵與效果。

⑨ 將運動分為四個步驟，左右兩邊都一定要做，這樣身體才會均衡發展。

⑩ 標示出動作過程中最容易犯的錯誤。

⑪ 通常步驟1至4要重複8次，這是配合剛開始運動的初學者的水準。如果已經有運動習慣，或是已經熟悉各個動作的人，可以增加到12至20次。如果想在短時間內瘦身，那可以每一種運動各作3組（所有動作8次 x 3）。

⑧ 先從簡單的動作輕鬆開始吧。這個動作能夠運動背部的肩胛骨與手臂，放鬆僵硬的背部，讓緊貼著身體的肩胛骨能夠自由動作，同時也能讓手臂三頭肌拉長，打造更美妙的手臂線條。這個動作本來就是熱身運動，所以不用另外熱身也沒關係喔。

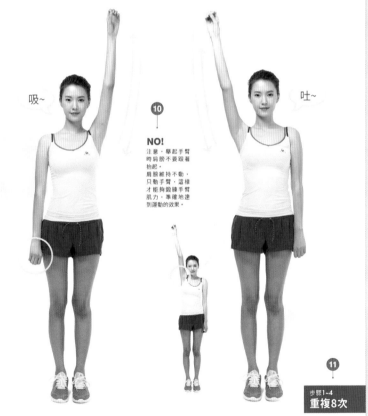

吸～

⑩
NO!
注意，舉起手臂時肩膀不要跟著抬起。
肩膀維持不動，只動手臂，這樣才能夠鍛鍊手臂肌力，準確地達到運動的效果。

吐～

⑪
步驟1~4
重複8次

翻頁去做
下半身運動

3 手背朝前，單手慢慢抬起並放下。
— 手臂請抬高到耳朵旁邊再慢慢放下。
用鼻子「吸～」地吸一口氣並把手抬起來，接著再邊「呼～」吐氣並把手放下。

4 採取同樣的姿勢，
— 另一隻手同樣慢慢抬起再放下。
熟悉動作之後，可以拿著啞鈴或礦泉水瓶來做。

23

Moon's Tip
開始居家健身前請務必閱讀！

Q 開始之前要做準備運動嗎？
一般來說在運動之前，都必須做舒展身體的伸展運動、提高心跳與體溫的有氧運動、並且矯正姿勢以達到身體平衡。不過《+2的強效微鍛鍊》不太需要這個準備過程。所有的過程都在這項計畫中了，所以從第一天開始依序運動就好。

Q 如果漏掉一天沒運動該怎麼辦？
就請從漏掉的那天重新開始吧。假設運動第7天了，但第6天卻忘記做的話，千萬不要直接從第7天開始，而是要從第6天開始。不要因為中斷而放棄，只要從中斷的那天重新開始就好。重要的不是完美，而是即使中途忘記也要堅持下去。

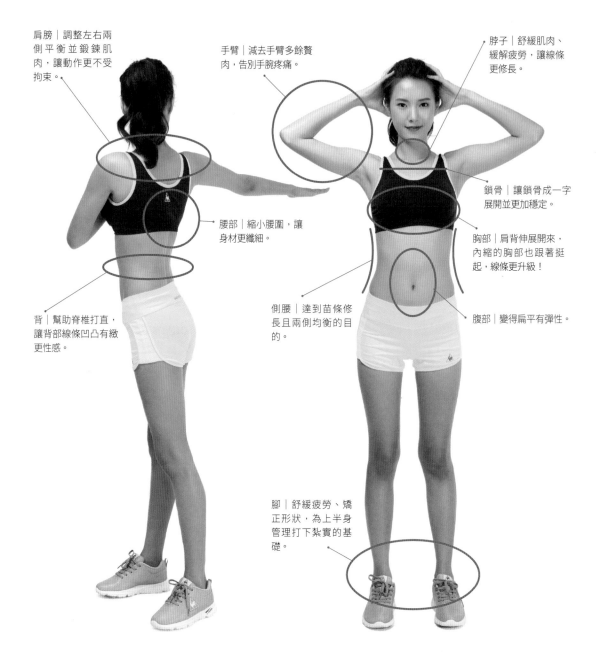

上半身

肩膀｜調整左右兩側平衡並鍛鍊肌肉，讓動作更不受拘束。

手臂｜減去手臂多餘贅肉，告別手腕疼痛。

脖子｜舒緩肌肉、緩解疲勞，讓線條更修長。

鎖骨｜讓鎖骨成一字展開並更加穩定。

腰部｜縮小腰圍，讓身材更纖細。

胸部｜肩背伸展開來，內縮的胸部也跟著挺起，線條更升級！

背｜幫助脊椎打直，讓背部線條凹凸有緻更性感。

側腰｜達到苗條修長且兩側均衡的目的。

腹部｜變得扁平有彈性。

腳｜舒緩疲勞、矯正形狀，為上半身管理打下紮實的基礎。

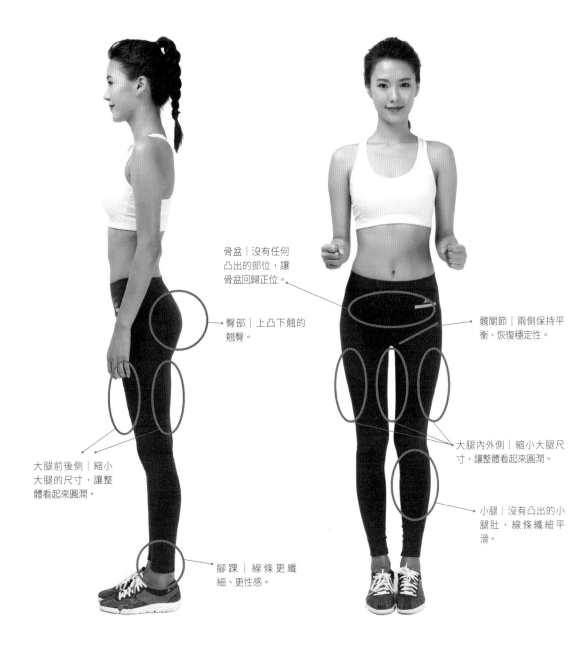

下半身

骨盆｜沒有任何凸出的部位，讓骨盆回歸正位。

臀部｜上凸下翹的翹臀。

髖關節｜兩側保持平衡、恢復穩定性。

大腿前後側｜縮小大腿的尺寸，讓整體看起來圓潤。

大腿內外側｜縮小大腿尺寸，讓整體看起來圓潤。

小腿｜沒有凸出的小腿肚，線條纖細平滑。

腳踝｜線條更纖細、更性感。

《+2的強效微鍛鍊》
名人推薦

❝ 全家人都向文智淑教練學習如何健康、正確地鍛鍊身材。 上文教練的運動課，讓我覺得「難怪她的名聲會不脛而走！」 竟然能夠透過《+2的強效微鍛鍊》，每天體驗大韓民國最優秀的專家的課程，真是太棒了！ _YBM會長閔善植（音譯）

❝ 文智淑教練總是展現積極、熱情的專業態度，恭喜她出版《+2的強效微鍛鍊》。這是她以與身體相關的紮實知識、多年的指導經驗為基礎，設計出這個有系統的運動計畫，更值得信賴。 _高麗大學安岩醫院院長朴忠勳（音譯）

❝ 皮拉提斯名師文智淑教練詳細介紹了一套人人都能跟著做，同時也是符合眾人的需求、能有效實踐的運動方法。我也要用這套如寶藏般的《+2的強效微鍛鍊》，每天在家健身。
_《一餐400大卡，一食三餐瘦身料理》《趙愛京瘦身果汁》《美麗指導》作者，醫學博士趙愛京（音譯）

❝ 文智淑教練的課程真的很特別，跟單純的瘦身完全不同層次。她讓我了解到真正的美是來自健康且均衡的身體，在《+2的強效微鍛鍊》中能夠完整看見文教練的哲學。 到看完本書最後一章的時候，相信各位也已經了解到透過運動打理自己的身體，是多麼有趣、多麼有智慧的一件事。 _演員全道嬿

❝ 我從2005年開始向文智淑教練學習組織身體、幫助身體恢復平衡。我之所以能和教練維持這段緣份這麼久，是因為教練 獨特的簡單、有趣且有效的授課方式。 這本書收錄了教練獨家的秘訣，肯定能讓更多人在短時間內，感受到有效管理身材的樂趣。 _演員嚴志媛

66　向文智淑教練學運動的同時，我也發現 運動不只讓身體健康，更能讓精神健康。 教練，真的很謝謝您，也恭喜您！請讓更多人知道運動是一件這麼美好的事吧！ _演員陳在英

　　66　最棒的時尚不是服裝，而是身材！體驗過文智淑教練的運動課程，肯定就會陷入這樣的魅力之中。 感受到身體的改變之後，就會在不知不覺間持續下去的魔性授課法！GO！GO！直到全國國民都擁有健康均衡的身材為止！不過教練，運動書做得這麼美真的可以嗎？ _演員孔曉振

　　66　我的身材管理秘訣……就是文智淑教練！向文教練學運動不知不覺間已經12年了呢。 不僅是皮拉提斯，還有TRX、Freeform等……她用不侷限在一個領域的廣泛知識，讓我注意到運動的世界。閱讀《+2的強效微鍛鍊》，發現裡面收錄了過去我學過的所有運動，而且還有芭蕾等舞蹈。真是第一次看到這麼有趣的書，教練果然是最棒的！ _演員孫藝珍

　　66　教練的運動方法可不是普通的運動方法。不僅能恢復痠痛的身體，平時也能獲得療癒。向博學多聞的教練學習新知與好用的小祕訣，甚至會覺得1小時怎麼過得這麼快呢。 如果您也像工作不規律的演員一樣忙碌、沒有時間，那這本書就是告訴你如何利用零碎時間運動的最佳選擇。 _演員朴河宣

　　66　離開芭蕾舞團遇見文教練，開始學習皮拉提斯也10年了，現在也重新開始接觸本以為此生無緣的芭蕾。 文智淑院長帶給我如夢一般的奇蹟！《+2的強效微鍛鍊》，絕對是最棒的！ _演員王智媛

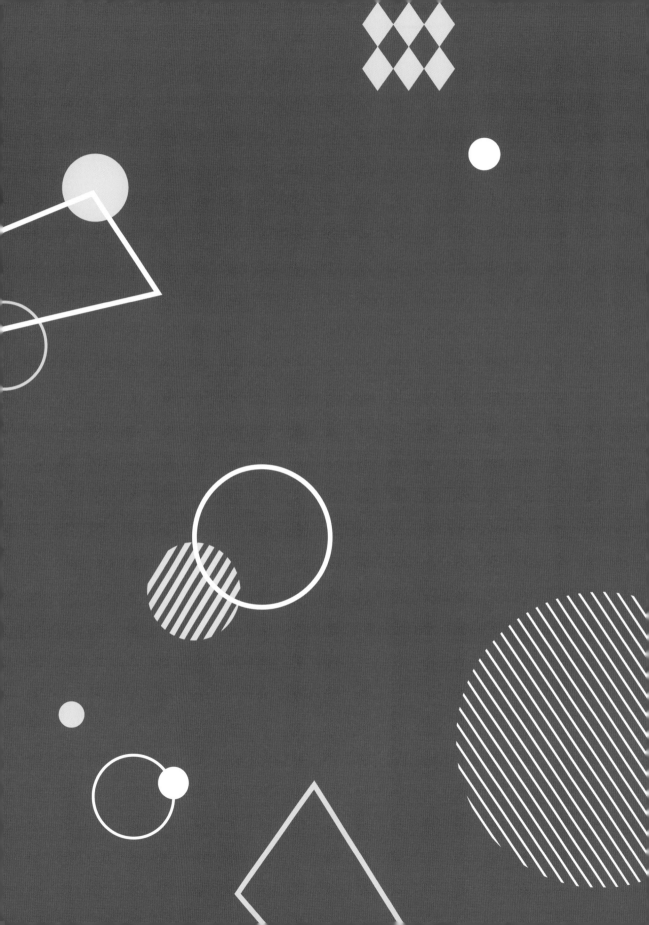

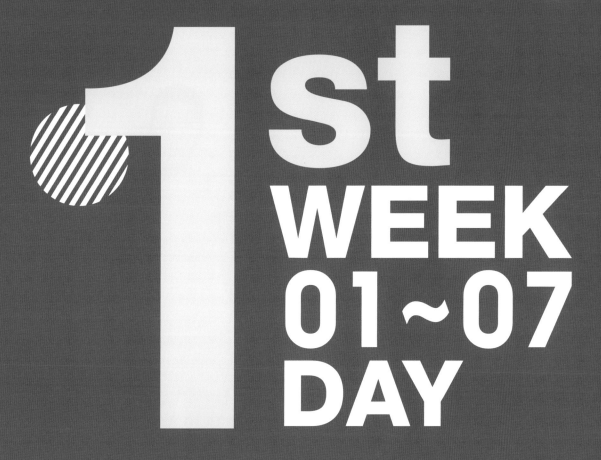

1st WEEK
01~07
DAY

30天居家健身第一週

第一週是在正式開始運動之前暖身、舒展身體的時間。很久沒做運動，一下子動起來身體會嚇到。讓我們慢慢放鬆身體，不要給身體太大壓力，並藉此逐漸熟悉運動吧。第一週將以柔和放鬆關節的運動為主，關節要柔軟，肌肉才能正常發揮作用。

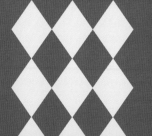

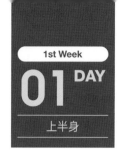

1st Week

01 DAY

上半身

輕輕鬆鬆地開始運動吧！
舉手打招呼

運動部位	運動強度	運動種類
背部（肩胛骨）／手臂	弱 ●━○━●━●━● 強	皮拉提斯

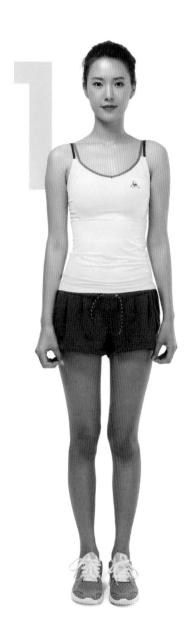

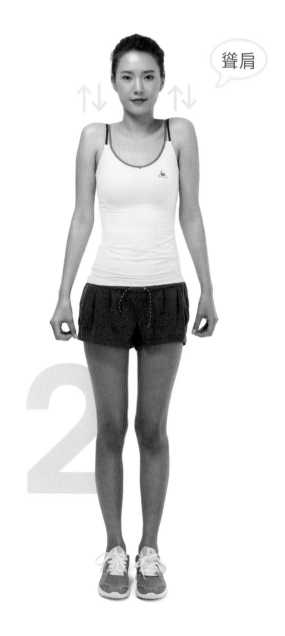

聳肩

1 面向前方站直。

2 手臂垂放，兩邊肩膀慢慢抬起再放下。
── 用「聳肩」的感覺去做，
必須感覺到肩胛骨有在移動。

先從簡單的動作輕鬆開始吧。這個動作能夠運動背部的肩胛骨與手臂，放鬆僵硬的背部，讓緊貼著身體的肩胛骨能夠自由動作，同時也能讓手臂三頭肌拉長，打造更美妙的手臂線條。這個動作本來就是熱身運動，所以不用另外熱身也沒關係喔。

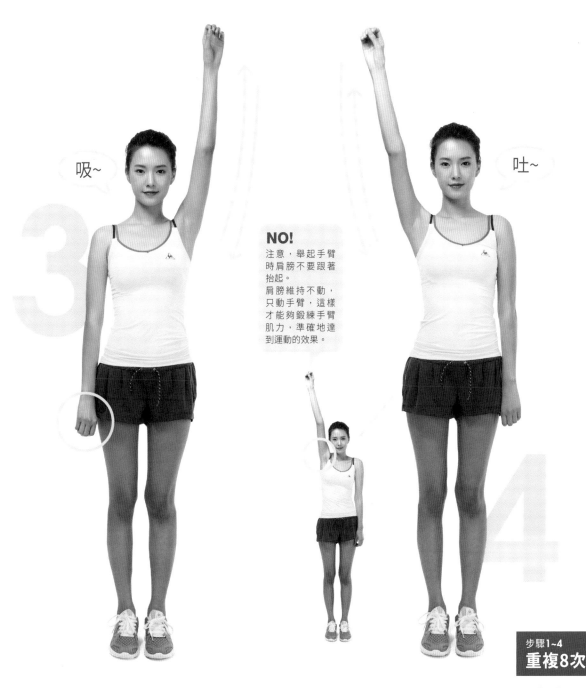

吸~

吐~

NO!
注意，舉起手臂時肩膀不要跟著抬起。
肩膀維持不動，只動手臂，這樣才能夠鍛鍊手臂肌力，準確地達到運動的效果。

步驟1~4
重複8次

翻頁去做
下半身運動

3 手背朝前，單手慢慢抬起並放下。
—— 手臂請抬高到耳朵旁邊再慢慢放下。
用鼻子「吸～」地吸一口氣並把手抬起來，
接著再邊「呼～」吐氣並把手放下。

4 採取同樣的姿勢，
—— 另一隻手同樣慢慢抬起再放下。
熟悉動做之後，
可以拿著啞鈴或礦泉水瓶來做。

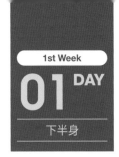

像芭蕾舞者一樣優雅開始！
半蹲

運動部位	運動強度	運動種類
小腿／腿全部	弱 ●━●━●━●━● 強	芭蕾

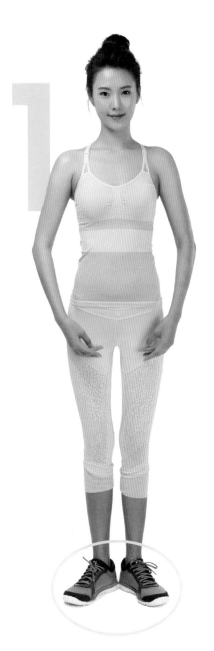

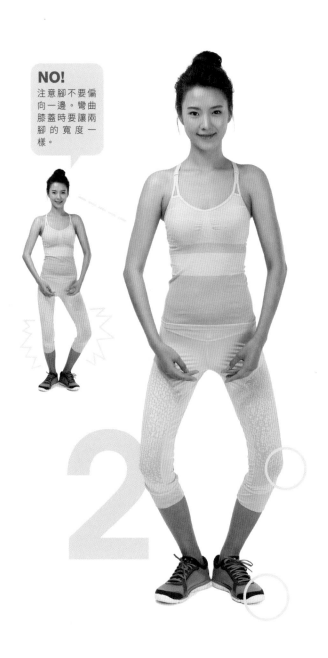

NO!
注意腳不要偏向一邊。彎曲膝蓋時要讓兩腳的寬度一樣。

1 腳跟併攏，腳尖張開成V字型。

2 雙腳膝蓋微微彎曲。
彎曲膝蓋時，
膝蓋必須與大腳趾在一直線上。

這是下半身運動的暖身動作，是來自芭蕾的基礎動作半蹲（plie）。只靠這個簡單的動作，就能完成運動的暖身準備喔。可以放鬆膝蓋到小腿並伸展大腿。來，讓我們像個芭蕾舞者一樣，優雅地開始吧！

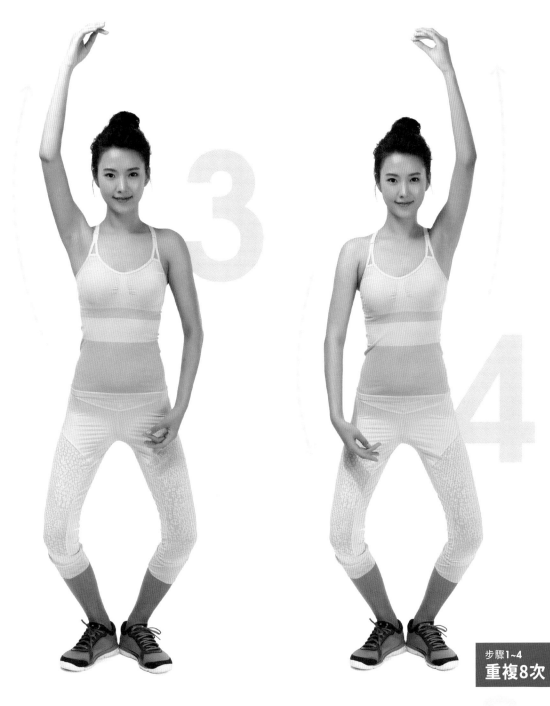

步驟1~4
重複8次

第1天
運動結束

3 維持雙膝微彎的狀態把手臂抬起。
—— 手臂抬起時，
注意手肘不要往上抬。

4 手臂放下，
—— 換抬起另外一隻手。
慢慢重複動作。

讓背部曲線凹凸有致
性感手臂

運動部位	運動強度	運動種類
背（肩胛骨）／手臂	弱 ●─○─●─●─● 強	健身

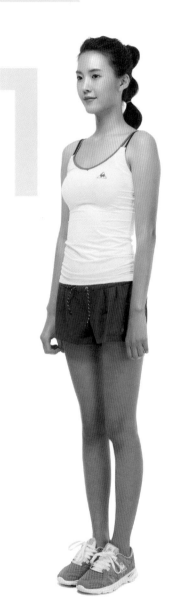

聳肩

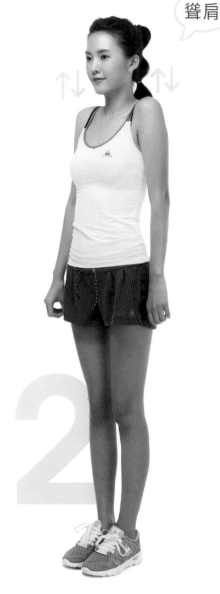

1 面向前方站直。

2 雙手貼在腰側，
兩邊肩膀慢慢抬起再放下。
就是像「聳肩」一樣。

接續昨天的動作，今天也要做運動肩胛骨與肩膀的動作。練習運動肩胛骨，也就是練習背部運動，可以讓身體的動作更多變，也能夠舒緩肩頸累積的疲勞，而且背部線條會變的凹凸有致，背影會更性感。慢慢動作，感覺肩胛骨隨著手臂的動作運動吧。

★ 請在完成第1天的運動後再開始。

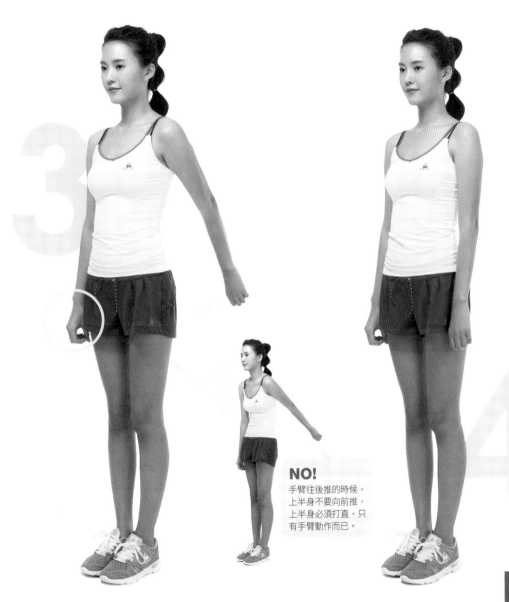

NO!
手臂往後推的時候，上半身不要向前推，上半身必須打直，只有手臂動作而已。

3 維持手背向前的狀態，
　　單手手臂往後推。
就像將手掌往後推一樣，慢慢把手臂向後抬起來。
肩膀必須維持平行，只有手臂往後抬起，這樣就
會動到收攏肩胛骨的肌肉。想像用肩胛骨夾著
一根鉛筆的感覺，試著把肩胛骨夾緊。

4 讓往後抬起的手
　　回到原位。
換一隻手做同樣的動作。
熟悉動作之後，就可以拿啞鈴
或是礦泉水瓶進行。

步驟1~4
重複8次

翻頁去做
下半身運動

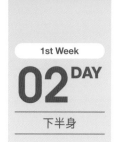

讓我們輕快地提高心跳與體溫吧
嗒嗒嗒暖身

運動部位	運動強度	運動種類
心臟	弱 ●━●━●━● 強	有氧運動

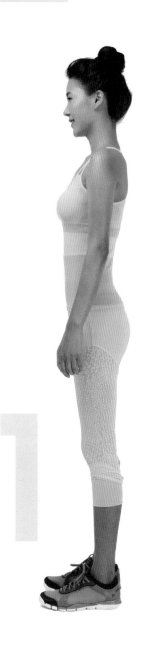

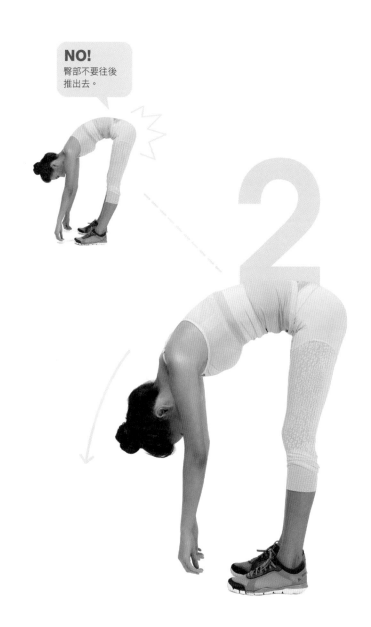

NO!
臀部不要往後推出去。

1 雙腳張開與肩同寬。

2 上半身向前彎。
手臂伸直，盡量讓雙手可以碰到地板。

這是在室內也能輕鬆完成的有氧（Cardio）運動。這是在正式運動開始前的有氧運動，經由這個過程提高心跳、提升體溫，避免給身體太大的負擔。請快速「噠噠噠」地踏步，讓自己達到會喘氣的程度。心跳數拉上來，心臟收縮加快之後，也能幫助清除血液中的廢物。

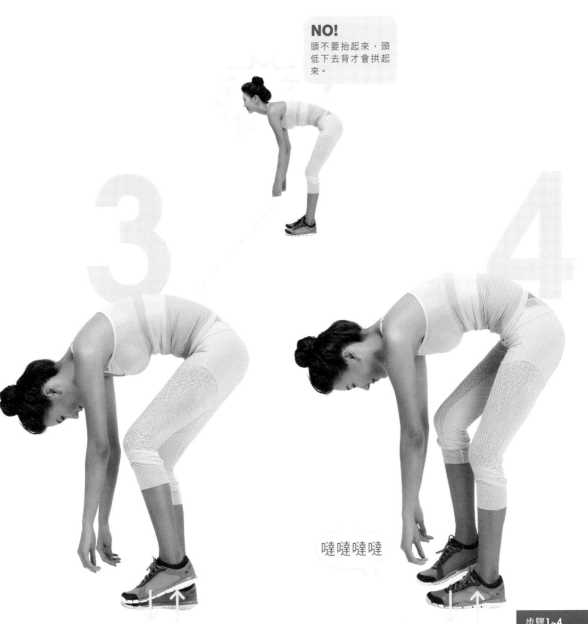

NO!
頭不要抬起來，頭低下去背才會拱起來。

噠噠噠噠

3 背微微拱起，雙腳交替抬起。
—— 熟悉之後動作時腹部可以用力，
足跟抬起約5公分。
也能夠發揮甩掉腹部贅肉的效果喔。

4 快速「噠噠噠噠」
—— 地踏步。
速度越快運動效果越好。

步驟1~4
重複8次

第2天
運動結束

29

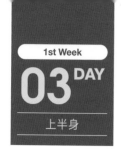

放鬆肩膀疲勞，讓線條更美
飛肩

運動部位	運動強度	運動種類
肩膀／手臂／背	弱 ●○●─●─●─● 強	皮拉提斯

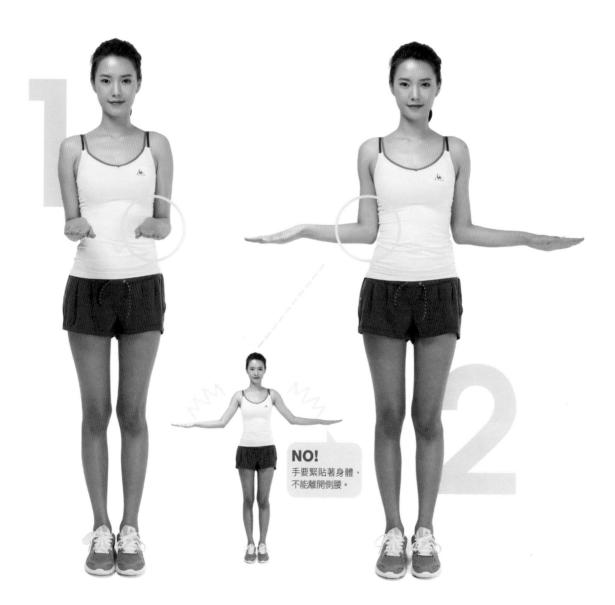

NO!
手要緊貼著身體，
不能離開側腰。

1 身體站直，手背朝上，
手臂向前舉起。
這時手肘要緊貼著腰側，
腹部要用力。

2 手肘貼著腰側，手臂向左右兩側打開。

今天要運動肩胛骨的肌肉「菱形肌」與連接肩膀與手臂的關節「肩胛骨」，也可以雕塑肩膀和手臂的線條，更能夠舒緩肩膀的疲勞。現代人不習慣運動菱形肌與肩胛骨，只有動肩膀的習慣，造成肩膀總是承受過大的壓力，所以才會總是感覺肩膀緊繃僵硬，也因此造成頸部不適。

★ 請在完成第1至2天的運動後再開始。

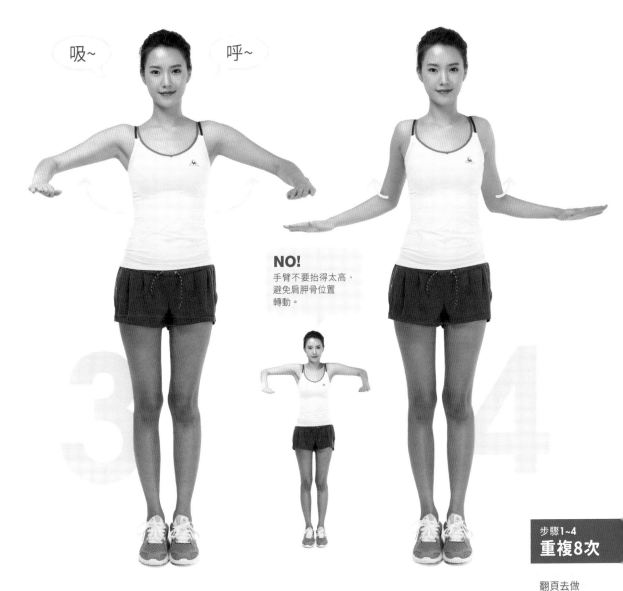

NO!
手臂不要抬得太高，避免肩胛骨位置轉動。

步驟1~4
重複8次

翻頁去做
下半身運動

3 手臂抬起，
手肘高度要稍微比肩膀低一點。
請配合呼吸抬起肩膀，手要自然地朝向前方，
注意肩膀不要抬得太高，只要比水平稍微再
高一點就好。必須感覺到肩胛骨的移動。

4 接著回到步驟2的姿勢，
再把手臂往後推。
用要讓兩隻手向後碰在一起的感覺
將手臂往後推，然後再拉回到原位。
注意肋骨不要過度往前推。
腹部要用力，肋骨才不會向前跑出來。

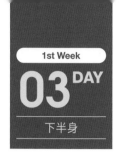

矯正扭曲的腿部線條
絕世爵士

運動部位	運動強度	運動種類
腿／膝蓋／臀	弱 ●━●━●━● 強	爵士舞

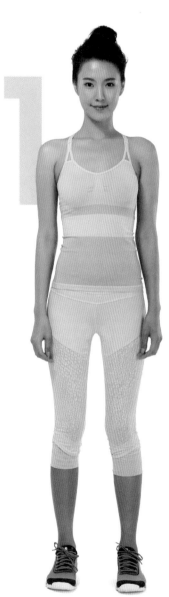

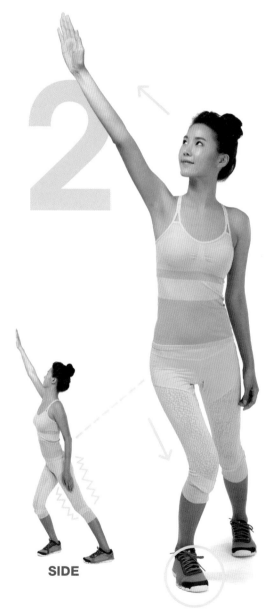

SIDE

1 雙腳張開與肩同寬。

2 單手手臂往耳朵旁邊高舉伸直，這時同一側的腳要推出去，腳尖微微向內，然後膝蓋微彎。重點是腳要往內並朝向斜前方。體重會壓在推出去的那隻腳上，並讓後面的那隻腳伸直。視線要看著指尖，臀部則往腿的方向推，繃緊 ── ！

這個運動能讓腳的內側（internal）線條更美，推薦給因為走路會外八字，導致腿部線條跑掉的人。這是爵士舞的一個動作，建議可以像在跳舞一樣，有節奏感地運動身體。一、二、一、二，心情也會變好喔。

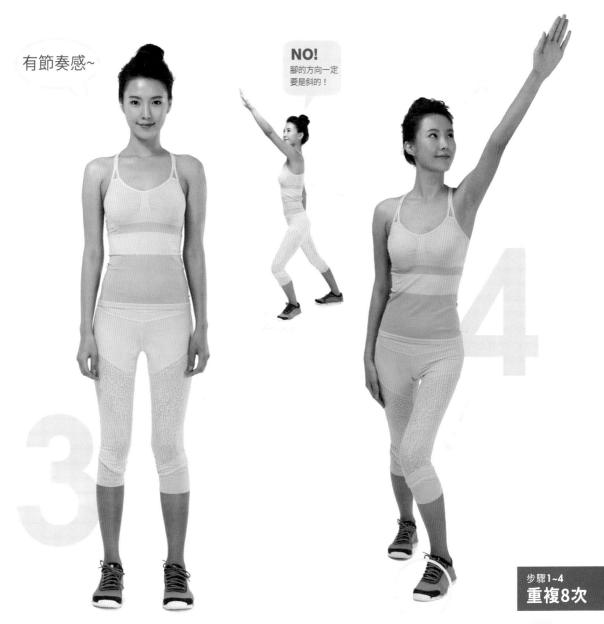

3 回到原本的姿勢。

4 換一個方向
做步驟2的動作。
不要僵硬地把每個動作切開來，
配合節奏像在跳舞一樣地流暢動作吧。

步驟1~4
重複8次

第3天
運動結束

33

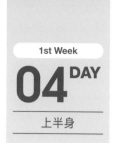

打造像芭蕾舞者一樣的纖細手臂
手部運行

運動部位	運動強度	運動種類
手臂／肩膀	弱 ●━●━●━● 強	芭蕾

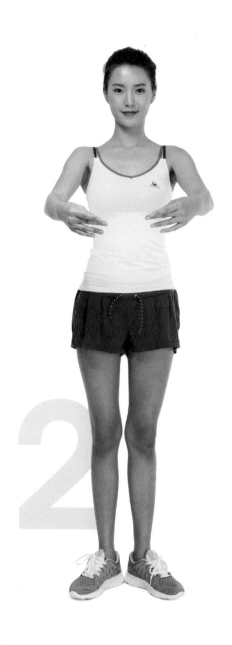

1 腳尖打開成V字型。
—— 足跟一定要貼緊，
指尖請像芭蕾舞者一樣漂亮地收在一起。

2 手臂慢慢抬至與胸前。
—— 雙手高度要相同。不過很多人通常都集中用特定的一
隻手，所以要讓兩隻手高度一樣並不如想像中容易。
如果能看著鏡子做，那調整高度時會簡單一點。

這是芭蕾的基本動作手部運行（Port de Bras）。雖然動作很簡單，但卻能有效雕塑手臂線條，讓手臂更纖細。這個動作的重點不是肩膀動作，而是手臂動作！練習讓肩膀與手臂分開運動，能夠有效減輕肩膀疼痛的問題。

★ 請在完成第1至3天的運動後再開始。

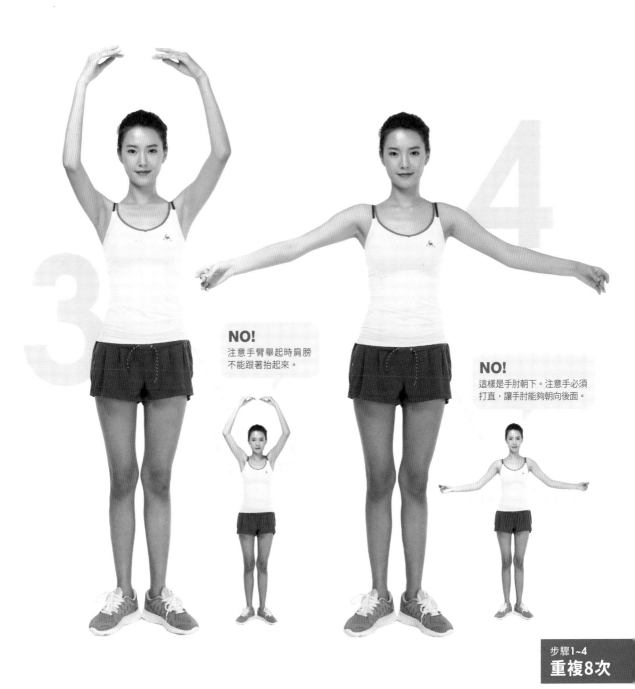

NO!
注意手臂舉起時肩膀不能跟著抬起來。

NO!
這樣是手肘朝下。注意手必須打直，讓手肘能夠朝向後面。

步驟1~4
重複8次

3 手臂舉高，讓雙手能在頭頂相會。
── 肩膀必須維持水平。

4 雙手手臂打開。
── 手肘必須朝向後方。

翻頁去做
下半身運動

抬臀讓大腿更纖瘦
橋式抬腿

運動部位	運動強度	運動種類
臀部／大腿	弱●—○—●—●強	健身

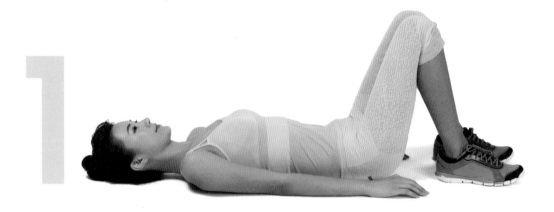

NO!
腳掌不可以離太遠，腳掌與膝蓋必須成一直線！

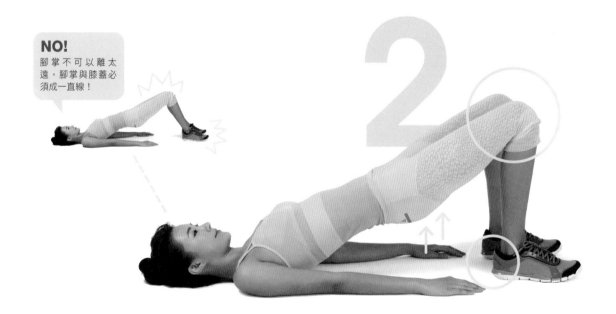

1 躺在地板上，膝蓋屈起。

2 手臂與手掌撐住地板，把臀部抬起來。
抬起臀部時足跟必須在膝蓋正下方。

這是在下半身肌力運動中不可或缺的橋式（Bridge）當中，加入抬腿動作的運動，能夠將大腿後方的線條拉成一直線，變得更平滑。慢慢動作，感受臀部與大腿後方的肌肉運動吧。

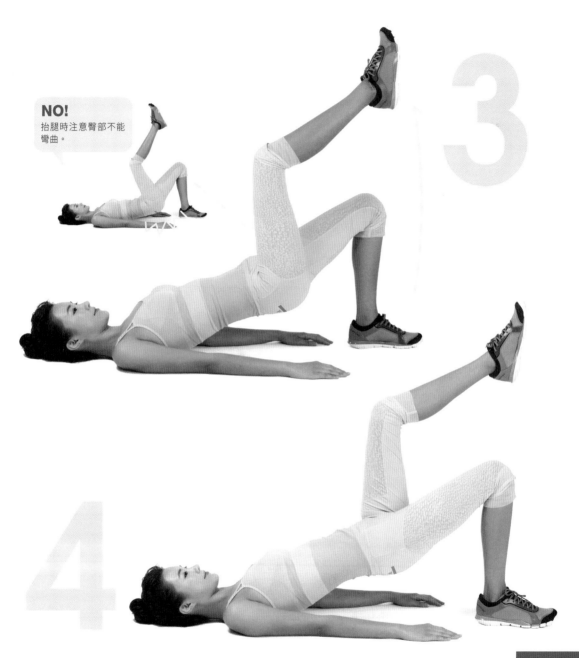

NO!
抬腿時注意臀部不能彎曲。

步驟1~4
重複8次

第4天
運動結束

3 維持姿勢並抬起單腳。
—— 熟悉動作之後，可以加入雙手往天花板伸直的動作加強難度。

4 把腳放下，然後抬起另一隻腳。
—— 腳放下之後，臀部必須慢慢放下來，讓膝蓋與胸部在同一條斜線上。

讓上半身身型更有彈性
節奏點

運動部位	運動強度	運動種類
上半身全部	弱 ●—○—●—● 強	爵士舞

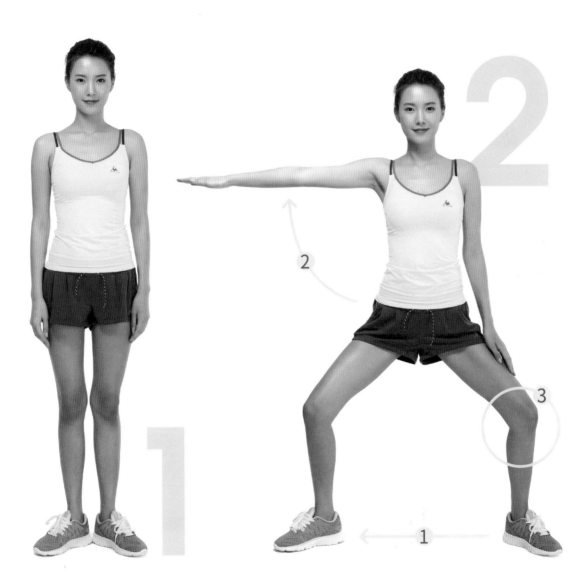

1 面向前方站好，足跟貼在一起，
　　腳尖打開成V字型。

2 單腳往旁邊踩出去一大步，
　　同一邊的手臂抬至與肩膀同高，
　　接著彎曲膝蓋。
　　一定要依照順序先把腳踩出去、
　　把手抬起來，然後再彎曲膝蓋。

來做做看爵士舞的動作吧。這是一個膝蓋彎曲之後，要盡快讓手臂和上半身往地板「點」一下的動作。身體傾斜時就能伸展到整個上半身，可以讓上半身的線條更美麗。試著強力且有節奏地動作吧。開心地跳完舞之後，心情會覺得很舒爽，壓力也會瞬間消失喔。

★ 請在完成第1至4天的運動後再開始。

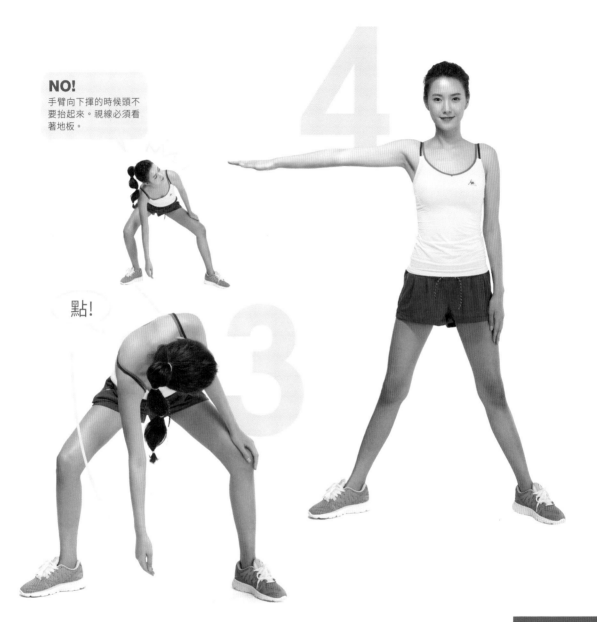

NO!
手臂向下揮的時候頭不要抬起來。視線必須看著地板。

點!

3 配合呼吸手臂垂直向下，
上半身也要跟著向前彎。
把重心放在手臂動作上，上半身快速向前彎下去。
這時候要盡量伸展另一邊的側腰。
身體不是朝正面掉下去，而是順著手臂的動作
稍微往斜前方彎。

4 回到步驟2的姿勢，
再把腳打直。
換個方向再做同樣的動作。

步驟1~4
重複8次

翻頁去做
下半身運動

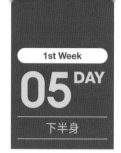

像棵纖細的樹木般搖曳
樹式

運動部位	運動強度	運動種類
大腿	弱 ●━○━●━●━● 強	瑜伽

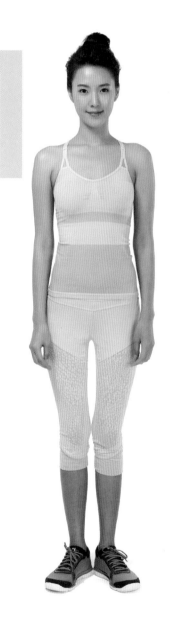

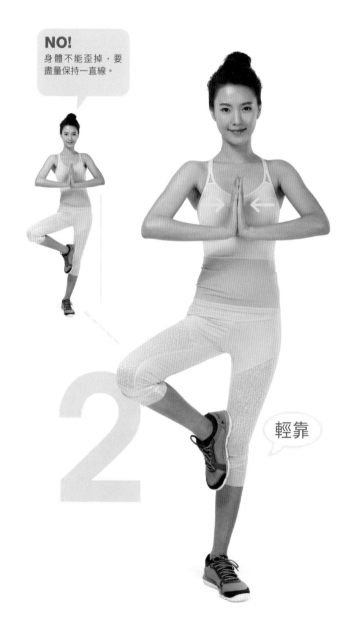

NO!
身體不能歪掉，要
盡量保持一直線。

輕靠

1 站直。

2 雙手合十，
一隻腳抬起輕踩在另一隻腳的膝蓋上。
只要輕輕地靠著膝蓋就好。如果把腳踩在膝蓋上，
並將體重全部壓在上面的話骨盆會歪掉。雙手合十
的時候手掌必須像在互相推擠一樣維持出力。

這個運動是從瑜伽中最具代表性的動作樹式變形而來，能夠讓肥厚的大腿變得纖細。想像一株細瘦的樹木隨風搖曳的樣子，慢慢完成動作吧。

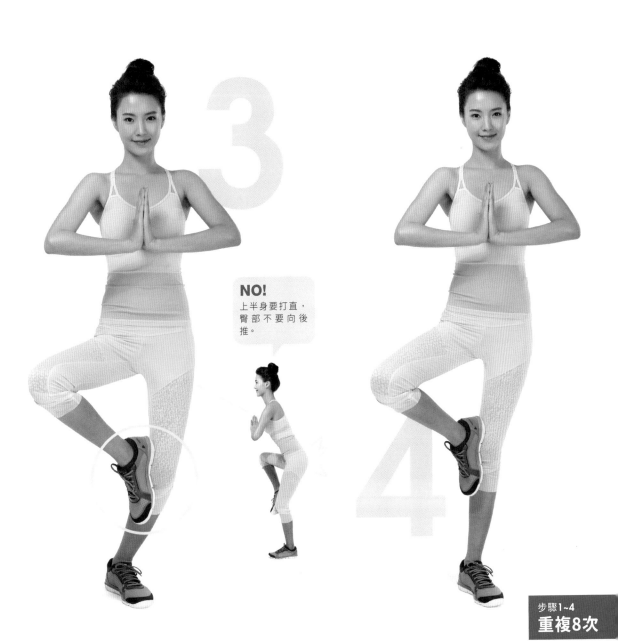

NO!
上半身要打直，
臀部不要向後
推。

步驟1~4
重複8次

3 支撐身體的那隻腳微微向前彎。
—— 腳彎曲時腹部一定要用力。

4 慢慢把腳打直。
—— 雙腳交換，
換一個方向做同樣的動作。

第5天
運動結束

給那些容易跌倒的女孩
手畫圈

運動部位	運動強度	運動種類
手臂／背	弱 ●—●—●—●—● 強	空間知覺運動

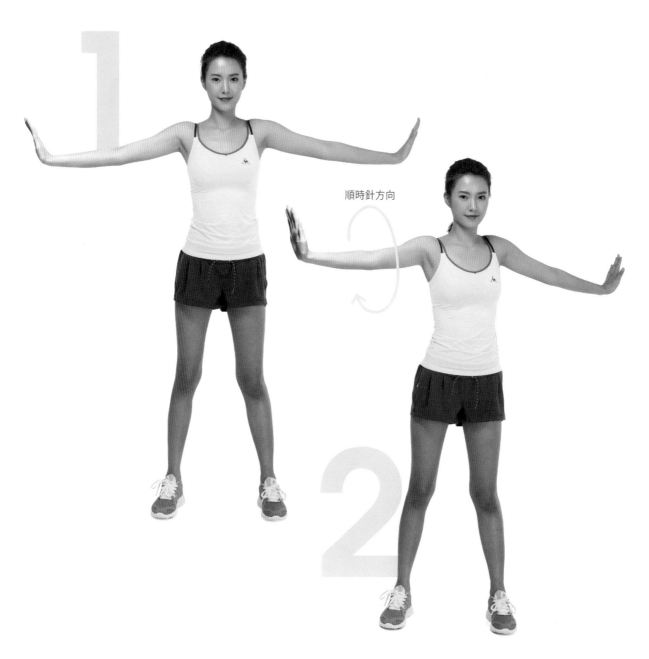

順時針方向

1 雙腳打開與肩同寬，手臂往左右兩側抬至
　　與肩同高，手掌立起掌心朝外。
　　想像雙手在推牆壁一樣把手臂抬起來。

2 一隻手朝順時針方向畫圈。
　　想像在運動肩胛骨一樣轉動手臂。

這是雕塑肩胛骨與手臂線條的運動，同時也是培養空間知覺能力的運動。練習雙手分別往不同方向轉動，就能夠提升空間知覺能力。很多女性都會跳過這個動作，這是因為空間知覺能力不足所致。這個運動也經常出現在讓骨頭較脆弱的人避免受傷的課程。

★ 請在完成第1至5天的運動後再開始。

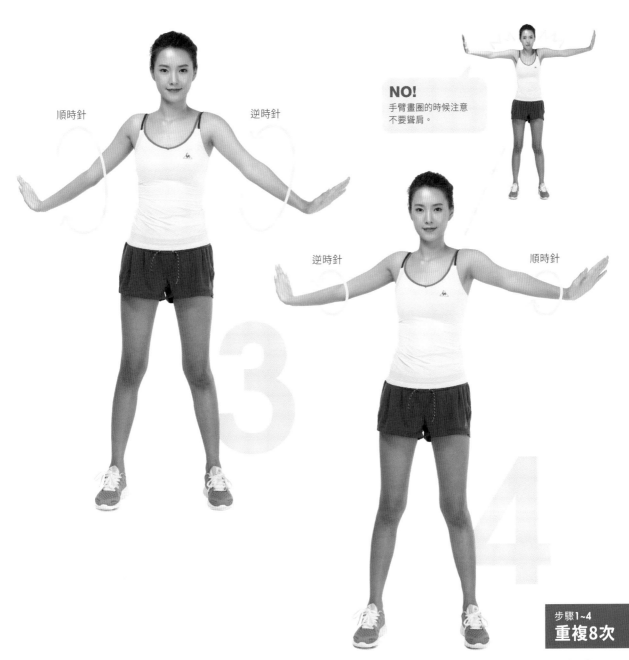

順時針　　　　　　　　　　　逆時針

NO!
手臂畫圈的時候注意
不要聳肩。

逆時針　　　　　　　　　　　順時針

3 另一隻手朝逆時針方向畫圈。
—— 要專注，避免讓雙手朝同一個方向轉。

4 雙手交換方向。
—— 請讓雙手維持在不同高度，
並往不同方向畫圈。
熟悉之後可以漸漸加快速度。

步驟1~4
重複8次

翻頁去做
下半身運動

小腿肚快走開
輕晃呼呼

運動部位	運動強度	運動種類
小腿／腿全部	弱 ●─●─●─●─● 強	淋巴循環運動

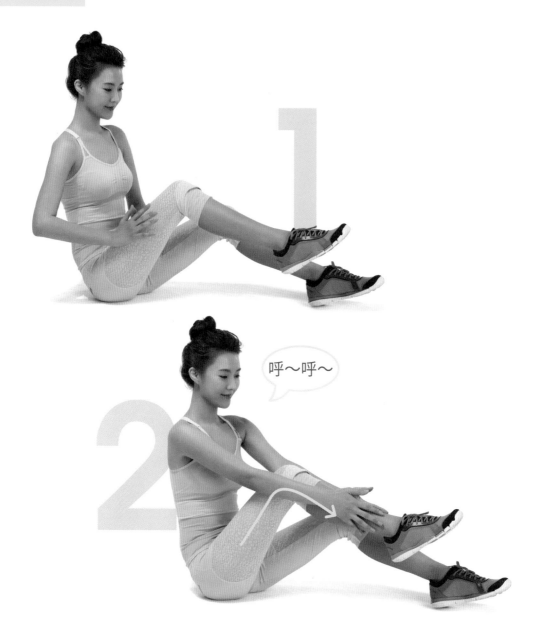

呼～呼～

1 坐在地板上，
用雙手輕輕握住
單腳並把腳抬起來。

2 雙手從大腿向下掃到腳踝。
一邊呼、呼地吐氣一邊用手去推，
直到讓手掌較厚的部位發熱為止。
要用一種用心按摩肌膚的感覺去進行！

這個動作可以舒緩小腿水腫，也能夠雕塑腿部線條，並達到淋巴循環。這個運動可以刺激大腿內側的淋巴管，只是用手輕輕掃過皮膚，就能刺激到淋巴並且幫助循環。淋巴循環不順暢會使血液循環也不順暢，進而導致色素沉澱。腋下、內褲線等容易色素沉澱的地方，也都是因為淋巴循環不順暢所致。

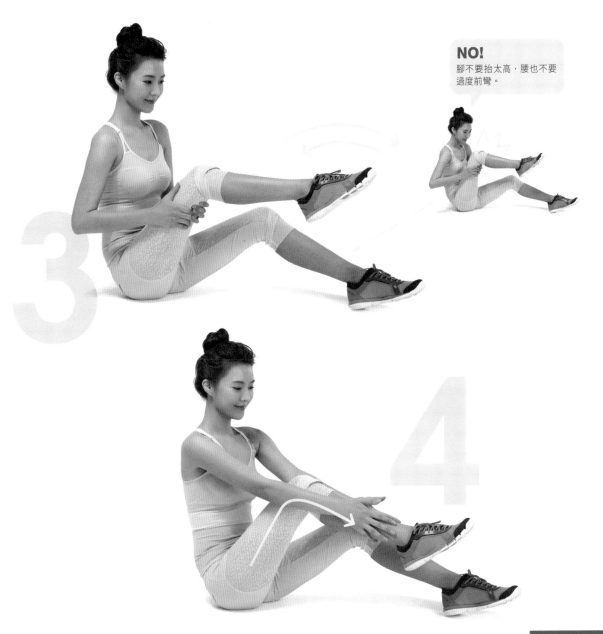

NO!
腳不要抬太高，腰也不要過度前彎。

3 雙手扶著大腿後側，腳背先向下壓再勾起，接著再向下壓。
腳背向下壓的時候，請用先推腳背然後再捲起腳跟的感覺慢慢施力。腳背勾起時，則用先拉起腳尖，再讓腳背跟著動作的感覺慢慢往上勾。

4 雙手再一次從大腿向下掃到腳踝。
換一隻腳重複同樣的動作。

步驟1~4
重複8次

第6天
運動結束

腳要漂亮上半身才會漂亮
剪刀腳趾

運動部位	運動強度	運動種類
腳掌	弱 ●━○━●━● 強	赤腳運動

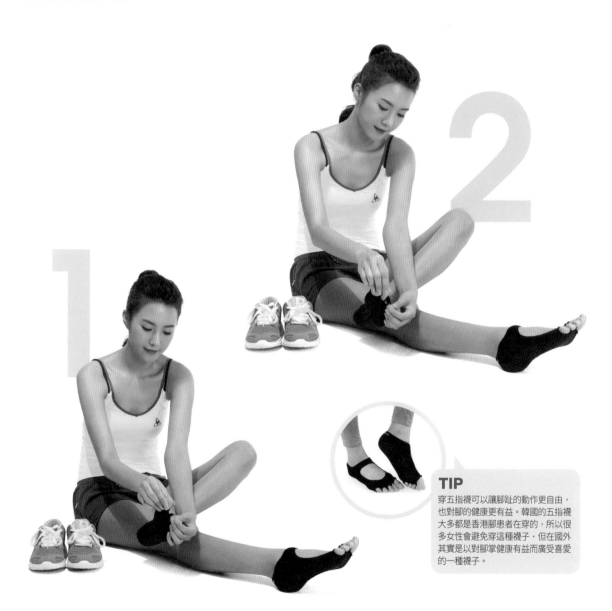

TIP
穿五指襪可以讓腳趾的動作更自由，
也對腳的健康更有益。韓國的五指襪
大多都是香港腳患者在穿的，所以很
多女性會避免穿這種襪子，但在國外
其實是以對腳掌健康有益而廣受喜愛
的一種襪子。

1 用手抓住腳趾，
—— 讓大腳趾與食趾分開成V字。
穿太多高跟鞋導致腳趾內縮時可以做這個動作，
能夠幫助腳趾伸展。

2 從大腳趾到小腳趾，依序慢慢地重複把
—— 腳趾拉開成V字的動作。
要是有足癬請不要徒手做這個動作，
黴菌可能會跑到手上，建議戴著手套進行。

這是第一週的最後一天，將介紹在目前全世界廣受矚目的「赤腳（Barefoot）」運動，這是一種盡量讓腳舒適、自在的運動。你可能會問上半身運動為什麼會跟腳掌有關？其實身體是有機地連結在一起，所以承受全身重量的腳掌狀況，會與身體的狀況有直接的關聯，也因此必須放鬆腳掌才能夠舒緩身體的疲勞。如果希望上半身維持正確的姿勢，腳掌也一定要是健康的樣子。

★ 請在完成第1至6天的運動後再開始。

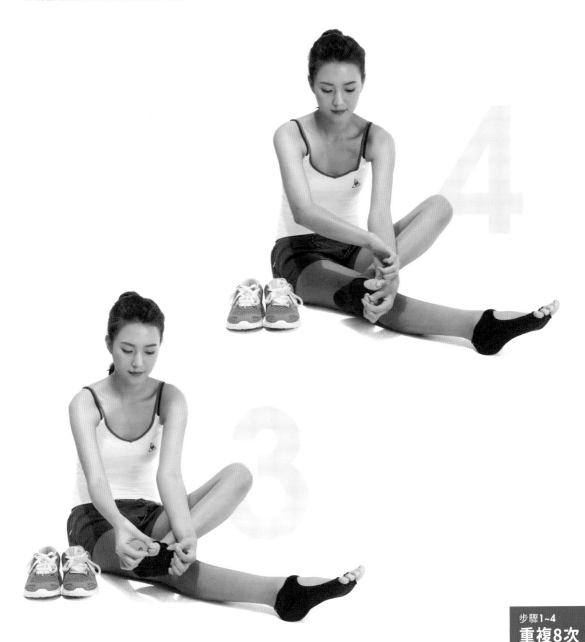

步驟1~4
重複8次

3 抓住大腳趾與食趾，
　　讓腳趾像剪刀一樣前後動作。
　　可以促進腳掌血液循環，舒緩疲勞。

4 從大腳趾到小腳趾
　　依序重複同樣的動作。

翻頁去做
下半身運動

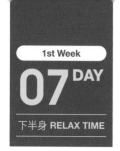
放鬆骨盆腰就會不一樣
慵懶舞蹈女王

運動部位	運動強度	運動種類
骨盆／腰	弱 ●○●─●─● 強	芭蕾舞

NO!
不可以把球放在腰下面。
一定要讓球在骨盆下面才
行。

1 仰躺在地板上，在臀部下方放一顆球
（瑜伽球）。
也就是在骨盆下方放一顆球的意思，
球大約比棒球稍微再大一點就好。

2 移動骨盆，讓球上下滾動。
用收縮、打開骨盆的感覺去移動就好。
請在其他部位靜止不動的狀態下移動骨盆，
視線則朝著前方。

就讓我們輕輕地放鬆骨盆，來結束這週的運動吧。這是肚皮舞中躺著的動作，可以放鬆僵直的骨盆，所以常做這個動作能夠讓骨盆的運動更順暢，也能讓腰部線條更美。用成為慵懶舞蹈女王的感覺，躺下來搖一搖吧！很有趣吧？

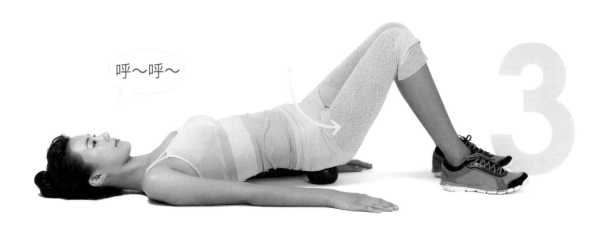

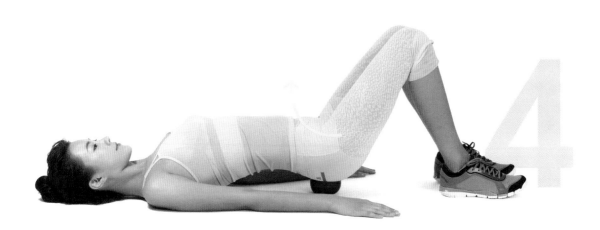

步驟1~4
重複8次

3 移動骨盆，
—— 讓球往右邊滾。
　　動作時要慢慢呼～呼～地吐氣。

4 移動骨盆讓球往左邊滾。
—— 要有節奏感地將所有動作
　　連在一起。

第7天
運動結束

49

Q&A
我為什麼會變胖？

Q 跟別人相比我也不算吃很多，為什麼會胖呢？
因為你不動！ 所以手臂、背、肚子、脖子、肩膀其他等運動比較少的部位就會胖。也因為這樣，比起「吃多少」更重要的是「跟吃的份量相比動得多不多」，這可以說是管理身材的要點。

Q 我的活動量其實不輸運動，
　　但卻只有累而沒有瘦。……氣！
所謂的運動，是重複各部位肌肉的「收縮」與「伸展」。 偏重於特定一邊的動作，也就是只重複伸展或是收縮的動作，那不叫做運動而叫勞動。 重複勞動會讓身體承受過多壓力，所以工作上需要付出大量勞力的人，大多都受一些身體疾病所苦。如果希望身體健康且美麗，就要用正確的方法，適量地做適合各部位的運動。

Q 該做多少運動身體才會改變？
這是人們最常問的問題，當然大家都不一樣。有人只做1個月效果就很明顯，也有人花了1年時間還沒什麼效果。
假設不是這些人不用心，而且有百分之百熟悉課程、用心做的話，通常做10次左右自己會感覺到變化，做20次左右就會讓身邊的人感覺到改變。
不過這不是結束，從開始改變的瞬間才正式開始。開始感覺到改變之後，運動就會漸漸變得有趣。

Q 能不能讓身體改變得更快呢？
花了20至30年的時間造就現在的「身材」之後，卻希望可以迅速改變嗎？那真的只能找神燈精靈許願囉！
通常運動從運動第一週過渡到第二週時，人都會開始焦急，因為想快點看到「樂趣」。不過身上的這些脂肪也是身體的一部分，已經相處好幾年了，如果某天你突然要他離開會怎樣？他當然不走啊！分手也是需要時間的。身體適應運動並產生效果是需要時間的。
當然，也是可以去找醫師。不過身體的恢復力十分驚人，雖然可以靠醫學技術消除脂肪，但原本脂肪的空間空下來之後，身體會想盡辦法恢復原狀，接著便面臨溜溜球現象。也就是說即使做抽脂手術，身體也會恢復原來的狀態。
不要太追求速度，慢慢運動身體不會背叛你，肯定能夠獲得相應的成果。身體比你還誠實。

Q 想要健康的瘦身，該抓多長的時間才好？
一輩子！瘦身不是一週、兩週、四週……這樣做的， 而是一輩子的事情， 不過這也不是要大家每天都吃香蕉跟雞胸肉，過著非常緊繃的生活。美味地享用好食物，再搭配適當的運動就是健康的瘦身。只要這樣自然且持續地管理，到了40多歲、50多歲的時候，仍然可以維持標準身材，就像我一樣，嘿嘿。

Q 身上最先需要管理的部位是哪裡？

大家穿衣服的時候，最在意的地方就是鬆垮的手臂或是突出的腹部贅肉。不過身上最需要管理的地方，其實是眼睛看不見的，那就是「背」。因為脊椎就在背部，脊椎直了身體才會平衡，身體平衡不管穿什麼衣服都好看。

還有腹部！不是因為腹部贅肉，而是因為腹部是身體的中心。身體的中心有彈性、緊實，各個部位當然就能發揮正常的功能。

Q 很多人好像因為運動而受傷？

即使是大家公認簡單的動作，只要動作不正確就會受傷。首先最重要的是盡自己所能」。不要貪心地想一次完成做不到的動作，能做多少就做多少，慢慢增加次數。

還有最好看著鏡子運動，這樣就算沒有人在旁邊糾正動作，也能自己看著姿勢矯正。運動時應該鋪一張墊子而不是光腳，墊子有緩衝的作用，可以減輕手肘或膝蓋的負擔。

Q 瘦的人也要運動嗎？

越是超級巨星，就越認真運動。他們不只是為了美而注重身材，而是因為知道不健康就什麼事也做不到。沒有體力支撐，就無法撐過辛苦的拍戲過程。

如果想讓自己的才能發光發熱，不僅要精進自己的能力，更要有健康與體力做後盾，站在演藝圈頂點的明星都深知這一點，也或許是因為這樣，他們才能夠成為頂尖吧。

如果你現在的身材已經很美、很瘦，那就更需要管理，因為這樣才能維持下去。你才10幾歲、20幾歲，覺得沒有必要嗎？還是早一點開始注意自己的身體吧，這樣以後才不會後悔。身體不會在某天突然改變，只是你自己沒有察覺而已，身體已經在慢慢變化，並且會在某個時刻出現症狀。那就是疼痛、是脂肪、是老化。

你已經30幾歲了，但現在還在猶豫要不要開始運動嗎？今天就是你人生中最年輕的一天，還是趁年輕時開始運動吧。比起執著於珠寶或名牌包，用心打造美麗的身材才是最明智的選擇。而且失去的健康不會回來，應該好好守護健康的身體，趁著還能挽回的時候盡快開始保養才對。

如果希望很久很久以後也能去想去的地方、做想做的事、吃想吃的東西，過得幸福快樂的話，那就必須好好對待身體。Right Now！

身體比你更誠實！

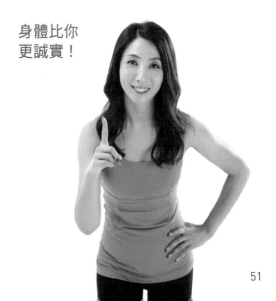

Q&A
該怎麼吃才好？

Q 該怎麼調整菜單呢？

不要調整！平常不做運動，現在突然開始運動已經讓身體很有壓力了，如果連吃的東西都要控制，那壓力就會變得太大。而且那些「不該吃的東西」會造成非常大的壓力，承受過大的壓力運動效果並不好，而壓力荷爾蒙會造成暴飲暴食。

總之，想吃的東西就先盡量吃，吃多少都沒關係。五花肉、炸雞、餅乾、披薩，什麼都OK！越忍就會越想吃，這就是人的心理。所以大家才會忍得很痛苦，但最後還是減肥失敗。

不要去想調整菜單的事，運動時也能盡情吃自己想吃的東西，這樣也沒關係。感覺到身體開始一點一點改變之後，自然而然就會調整菜單了。我也是這樣調整的，而且我也會讓自己的藝人學生在運動完後吃點心。

Q 我必須盡快瘦下來……挨餓也可以嗎？

如果目標不是太大就OK！也就是說，餓個1、2天，讓臉或身體消腫的話就可以。

藝人或模特兒在重要工作前，也會餓個24至48小時瘦身，這樣可以暫時有瘦1至2公斤的效果，身材或臉看起來會更纖瘦。我在遇到重要的日子時，也會採用這種間歇性瘦身。效果很明顯，也不會對身體造成太大負擔，在希望自己看起來更漂亮的日子是值得一試的。

不過餓超過兩天就不好了。不僅身體會變差，還99%會造成反效果！人在飢餓狀態下不會想吃油膩的食物，更會大吃平時不愛的壞食物。而且挨餓的天數要是超過2天眼睛會凹陷，臉也會變得毫無血色！有沒有瘦是不知道，但一點也不漂亮，這是你想要的嗎？

Q 我只喝水也會胖。

No～No！你絕對有吃！試著紀錄自己每天的飲食吧，身體絕對不會說謊。

Q 單一食物減肥法怎麼樣呢？

最近因為有不少藝人靠單一食物減肥法瘦身成功的案例，所以大家都很想嘗試看看，但我絕對反對！尤其成長期的少女更是不該嘗試！不僅營養不均衡，正值生育年齡的女性身體更會因此出問題，進而成為骨質疏鬆症、不孕的原因。

卵巢、輸卵管可能會因此出問題，你想為了快速瘦身承擔這些風險嗎？真的嗎？雖然無法立即感受到差異，但5至10年後肯定會後會。最近也有很多男學生熱衷單一食物減肥法，絕對會對成長造成問題。

Q 芭蕾舞者都吃什麼，
為什麼能夠維持那麼纖細的身段？

他們不太吃，所以壓力很大。很多人外表看起來很優雅，心裡卻歇斯底里。忍耐不吃想吃的東西對任何人來說都是很痛苦的事，所以很多芭蕾舞者整天嚼口香糖、吃披薩起司來抒發壓力。運動

的時候，想吃東西的慾望就會降低。我以前也曾當過芭蕾舞者，非常了解不能吃的壓力究竟有多大。體驗過之後才發現，比起不吃東西維持纖細身材，盡情吃、認真運動維持身材反而更簡單，也更可以讓人生更充實、更幸福。

Q 半夜想吃泡麵當宵夜的時候該怎麼辦？

如果真的想吃就吃吧，但吃完之後要盡量消化。晚上吃完東西之後不要立刻睡覺，可以做運動、看書，把吃下去的東西都消化完後再去睡覺。而且過多的鹽會使身體水腫，所以如果一定要吃宵夜的話，就盡量選擇鹽含量較少的東西來吃。

如果這樣也不行，那就乾脆大吃一頓，隔天再做高強度的運動把熱量燃燒掉吧！提升運動強度時，強度大約是平時的兩倍最為恰當。如果超過這個強度，反而會讓身體太過勉強。

Q 我喜歡喝酒，真的瘦不太下來。

酒的熱量也很高，對管理身材來說的確是個威脅，過度攝取酒精對健康也不好。不過社會人士多少會遇到幾次需要喝酒的場合，而這也是個人喜好，所以我也建議想喝酒的時候就喝。不過要多吃一點下酒菜。分解酒精時會需要很多蛋白質這一類的營養成分，而既然要吃下酒菜，建議最好多吃點起司，或是富含維生素與膳食纖維的水果。

還有最大的重點！就是喝完酒之後不能立刻睡覺。如果喝酒喝到深夜，那最重要的就是等吃下去的東西都消化之後再睡。還有隔天當然要認真運動，把酒精跟下酒菜帶來的熱量燃燒掉。

Q 老師有為了管理身材特別吃什麼嗎？

南瓜可以有效消水腫，而且也美味！不管吃什麼，都要吃得津津有味才行。南瓜也比較有飽足感，所以我個人常吃南瓜，也吃很多富含膳食纖維的寒天。

點心的話則是常吃巧克力。女生為了管理身材，會認為應該要無條件避免「甜食」，但其實想吃的時候就應該讓身體吃，因為那是當下身體最需要的。無論巧克力吃再～多我都會運動，所以不會胖。

另外我也推薦炒小魚乾！準備一些不鹹的小魚乾，當點心一樣每天吃，這樣就不需要額外補充鈣質了。核桃、杏仁等堅果類也是很好的零食選擇。

我再一次強調，因為著急而餓肚子反而會讓自己變胖，讓生活變得更糟。想吃的東西就開心吃，稍微用心運動，就能達到管理身材的效果，畢竟雕塑身材也是為了讓大家幸福啊。光想到可以隨時吃自己想吃的東西，那個「執著」就會消失，而這也左右了減肥的成敗。

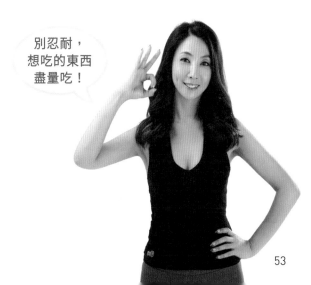

別忍耐，
想吃的東西
盡量吃！

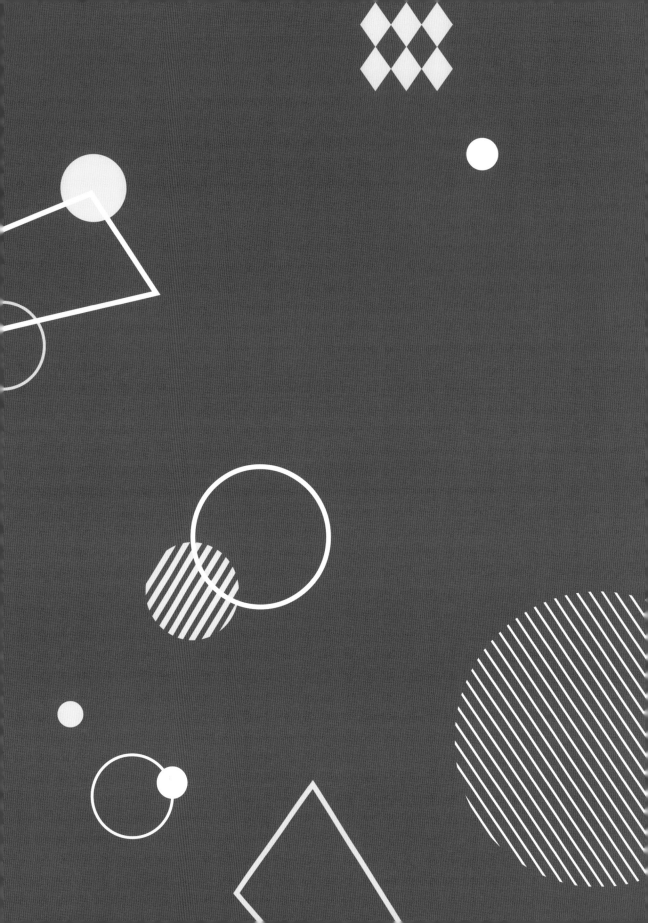

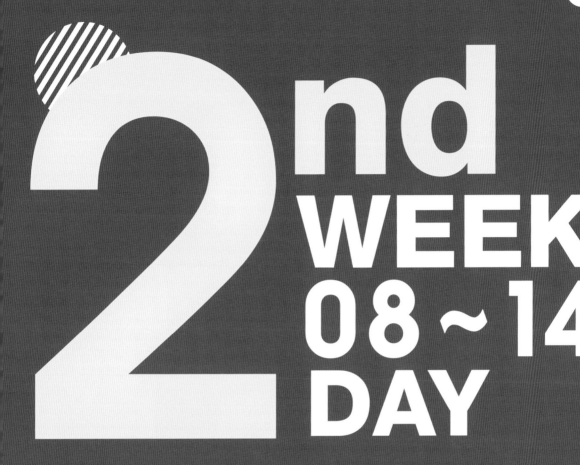

2nd

WEEK
08~14
DAY

30天居家健身第二週

暖身結束！現在要正式開始囉！第二週的運動會以打造平
坦腹部與玲瓏腰線的上半身旋轉運動，以及大腿肌力運
動、提臀運動為主。讓全身線條更加修長的伸展運動，以
及避免跌倒的空間知覺運動，讓你擁有纖瘦的大腿與豐翹
的臀部！來，出發吧！

讓突出的腹部變平坦
上半身旋轉

運動部位	運動強度	運動種類
腰／腹部	弱 ●─●─●─● 強	皮拉提斯

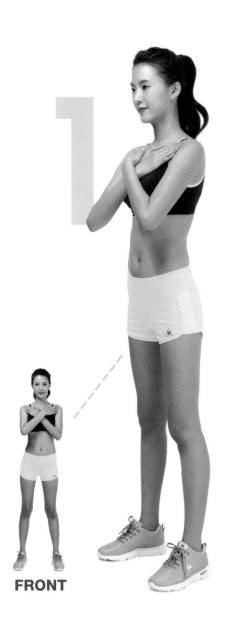

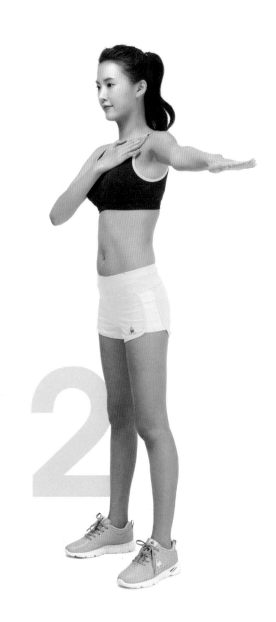

FRONT

1 雙腳張開與肩同寬，
　　雙手交錯放在肩膀上。

2 其中一隻手維持與肩同高並往旁邊伸直。
　　將手放在鎖骨的末端，然後把手直直地往旁邊推出
　　去，這樣手就會與肩同高。請把手臂抬到這個高度
　　就好，不可以抬得太高。

這是單手放在肩膀上，另一隻手往旁邊推出去並帶動上半身轉動的動作。這個動作能使腰部線條更緊實，並且鍛鍊腹部的X字肌肉（內外腹斜肌），消除贅肉讓腹部變的扁平。日常生活中可以不時做這個動作。

★ 請在完成第1至7天的運動再開始。

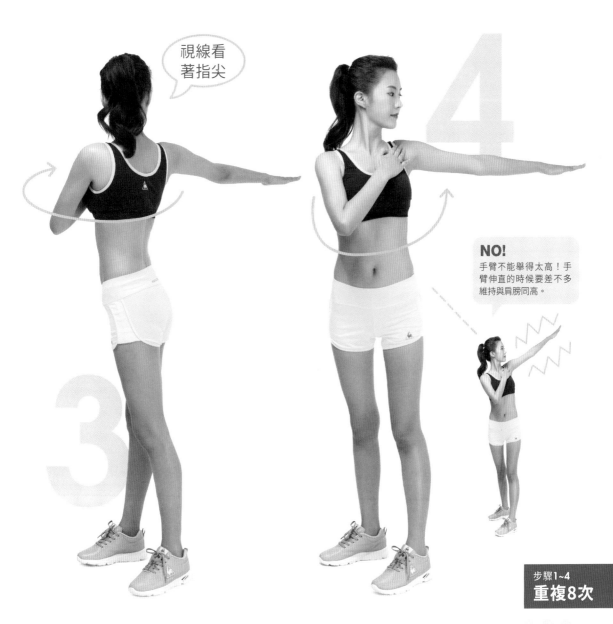

視線看
著指尖

NO!
手臂不能舉得太高！手
臂伸直的時候要差不多
維持與肩膀同高。

步驟1~4
重複8次

翻頁去做
下半身運動

3 轉頭看著往旁邊伸出去的那隻手的中指，
—— 然後再盡量將上半身往後轉。
視線一定要看著指尖然後再轉動身體，
這樣身體才能夠轉到極限。

4 維持姿勢並盡量讓上半身往前轉。
—— 先從比較轉不過去或是
會痛的那一邊開始做。

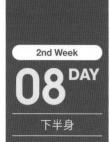

讓歪斜的雙腳線條更美麗
腳繞圈

運動部位	運動強度	運動種類
骨盆／腿	弱 ●━●○━━● 強	皮拉提斯

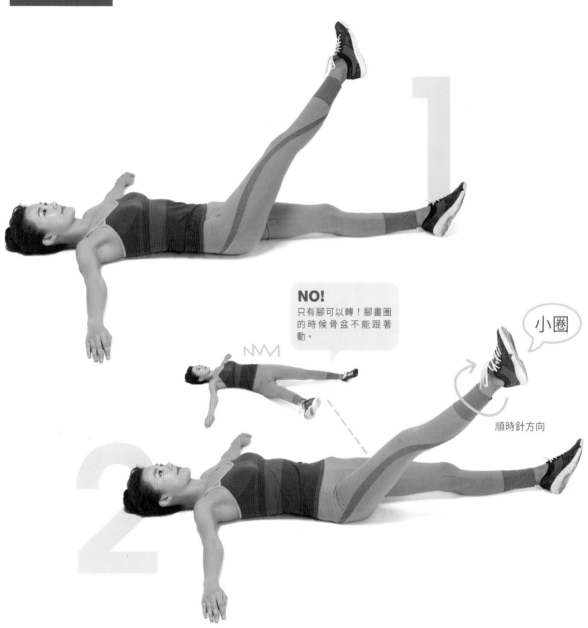

NO!
只有腳可以轉！腳畫圈的時候骨盆不能跟著動。

小圈

順時針方向

1 躺在地板上，雙手往兩側張開，
　　單腳往天花板抬起。

2 抬起的腳往順時針方向
　　畫兩次小小的圈。
　　腳往內畫圈的時候，
　　要注意臀部不能往下碰到地板。

應該很多人用單腳支撐體重，習慣站得歪歪的吧？俗稱三七步！不過這絕對不行喔。一旦習慣這個姿勢，腿部線條就會失去平衡，骨盆也容易疼痛。讓我們透過用腳畫圈這個簡單的動作，讓歪斜的腿部線條恢復美麗吧。

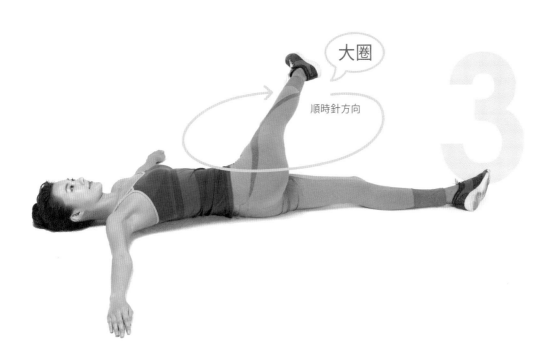

大圈

順時針方向

3

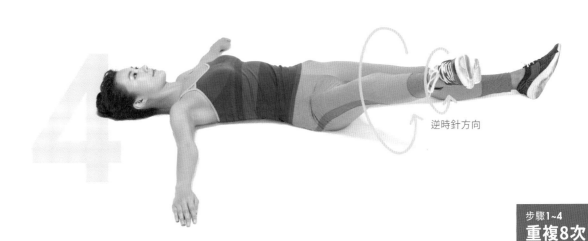

逆時針方向

4

步驟1~4
重複8次

3 抬起來的那隻腳往順時針方向
　　畫兩次大大的圈。
　　腳往外大幅度轉動時，
　　必須讓臀部自然地碰到地板。
　　臀部必須明確地與地板貼合、與地板分開。

4 用與剛才相反的方向
　　各畫兩個小圈與大圈。
　　如果覺得很累，可以拿跳繩掛在腳上，
　　用手拉住跳繩的握柄，這樣畫起圈來會比較輕鬆。
　　另一隻腳也以相同的方式運動。

第8天
運動結束

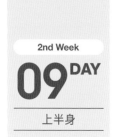

纖細的頸部線條增添性感
美麗頸部伸展

運動部位	運動強度	運動種類
頸部	弱 ●━●━●━● 強	瑜伽

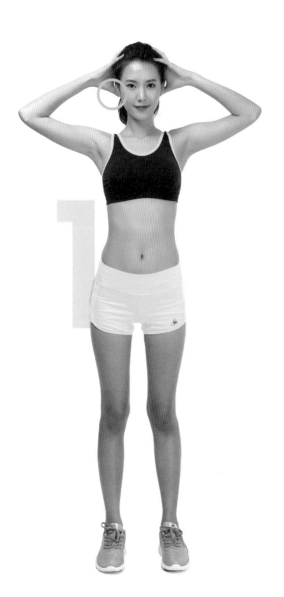

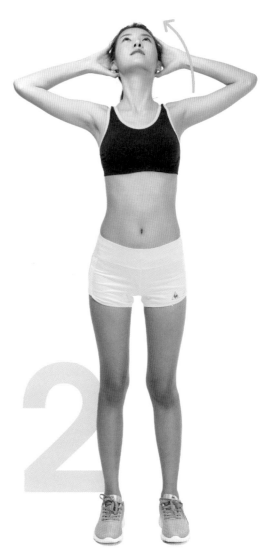

1 用雙手手指包覆頭部。
這時雙手的拇指用像要把耳朵後面的骨頭
抬起來的感覺扶住自己的頭。
手指一定要放在這個位置。

2 維持手指放在頭上的狀態，
頭慢慢向後仰。
感覺頸部直線伸展開來。

你知道女性的頸部線條散發的性感嗎？據說超多男性覺得纖細修長的頸部線條很有魅力！一起認真做這個能讓脖子又長又纖細的動作吧！然後試著超有自信地把頭髮綁起來。伸展頸部也有舒緩疲勞的效果，可以讓脖子變舒服，頭痛也會跟著消失。

★請在完成第1至8天的運動後再開始。

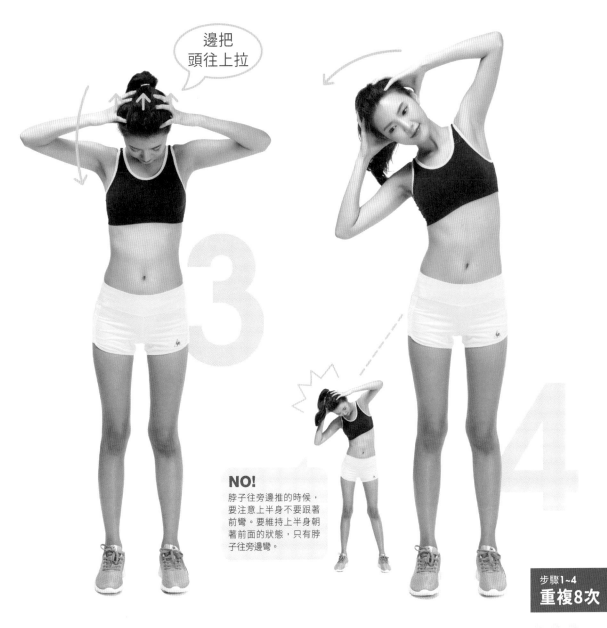

邊把
頭往上拉

NO!
脖子往旁邊推的時候，
要注意上半身不要跟著
前彎。要維持上半身朝
著前面的狀態，只有脖
子往旁邊彎。

步驟1~4
重複8次

翻頁去做
下半身運動

3 手指繼續扶著頭，
　 並慢慢讓頭往前低下去。
　　像要用手指把頭拔起來一樣，一邊抬一邊轉，
　　同時讓頭往前低下去。
　　這樣才能充分舒展後面的線條。

4 手指集中往一個方向推，
　 把脖子朝側面推去。
　　肩膀動作不要太大，盡量只有脖子往旁邊彎。
　　接著換往另外一個方向。

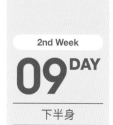

背影要美才是真正的美人
性感三角形

運動部位	運動強度	運動種類
腿部後側／臀部	弱 ●━●○○━●━●━● 強	瑜伽

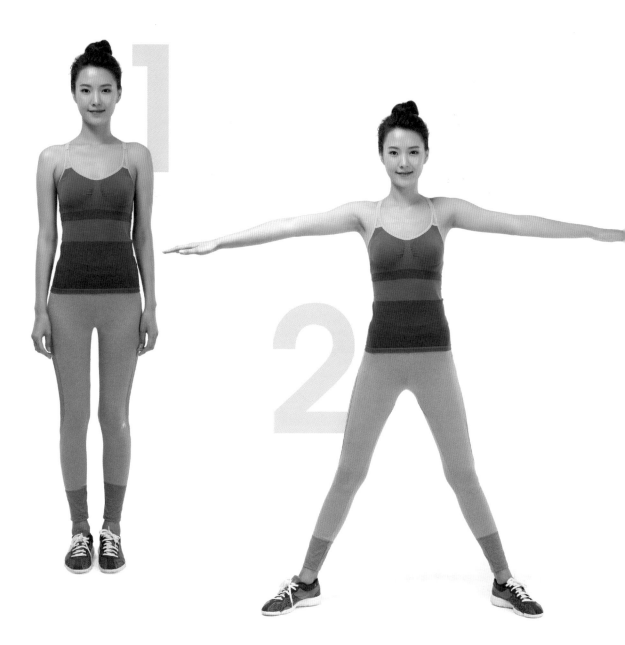

1 面朝前方站好。

2 雙腳往兩側站開，
雙手也要往兩邊打開。

通常我們只會在意自己看得見的正面體態，但其實人們反而經常看別人的背影喔。就用瑜伽的三角姿勢，雕塑臀部到腿部的背部線條怎麼樣呢？多做這個運動背影就會變美，大腿上的橘皮組織也會咻～地消失喔。

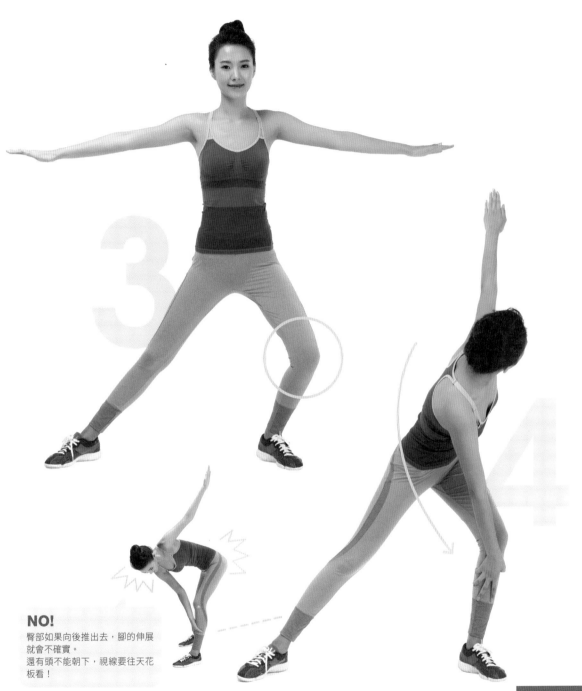

NO!
臀部如果向後推出去，腳的伸展就會不確實。
還有頭不能朝下，視線要往天花板看！

3 單腳膝蓋彎曲，
往外推出去。
另一隻腳要伸直。

4 一隻手去抓住彎曲的膝蓋，
另一隻手往天花板抬起伸直，
帶動身體轉動。
視線要朝向天花板。
接著換另外一個方向再做一次。

步驟1~4
重複8次

第9天
運動結束

63

讓背變美，還能預防骨刺
站姿前彎

運動部位	運動強度	運動種類
背／腹部	弱 ●━●━●━● 強	皮拉提斯

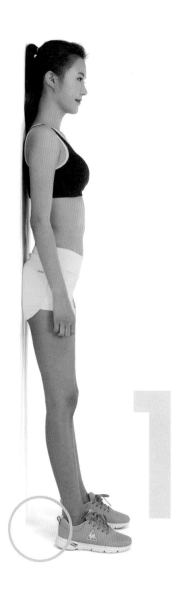

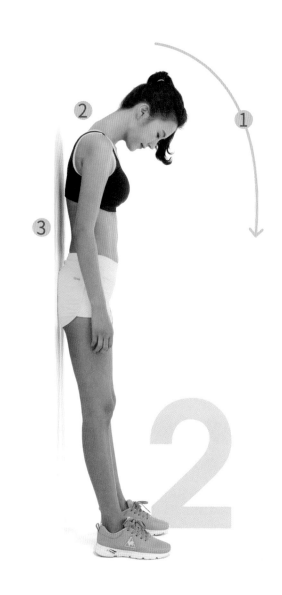

1 身體靠著牆壁站好。
―― 這樣站好臀部就無法往後推，
這個運動的重點就是臀部不能往後推。
這時腳後跟必須離牆壁一個臀部的寬度。

2 上半身從頭開始慢慢向前彎。
―― 以頭、脖子、腰分開來依序動作的感覺，上半身慢慢地向前彎。上半身向前彎的時候要感覺腹部用力，隨著腹部的動作可以減少腹部的贅肉。

這是上半身從頭開始向前彎，然後再從腰開始伸直的運動。要動的不是整個身體，而是使用每一節脊椎，讓關節分開來動。這個動作能有效地矯正脊椎（Spine）。脊椎直了，站立時背也就會變挺，線條會變得非常美，還能夠預防骨刺，更能自然地達到腹部運動的效果。

★ 請在做完第1至9天的運動再開始。

NO!
上半身向前彎的時候膝蓋不能彎曲或把背打直，膝蓋要打直，上半身則要維持頭向前彎的狀態往內縮。

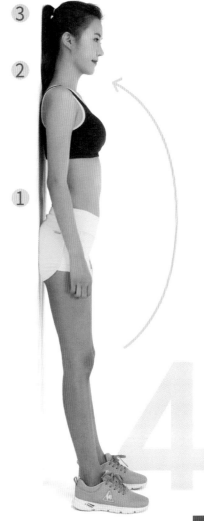

重心在腳趾！

步驟1~4
重複8次

翻頁去做
下半身運動

3 上半身向前彎到
手可以碰到地板為止。
感覺把自己的身體掛在曬衣繩一樣，
上半身整個向前彎。腳要打直，
並把身體重心放在腳趾上以維持身體平衡。

4 從腰開始慢慢把身體打直，
回到原來的姿勢。
頭必需最後伸直。
要用跟步驟2完全相反的順序動作。
熟悉之後就可以不用再靠著牆。

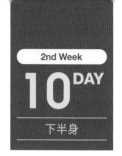

提臀讓腳看起來更長
弓箭步旋轉

運動部位	運動強度	運動種類
大腿前後／臀部	弱 ●━◎━●━● 強	健身

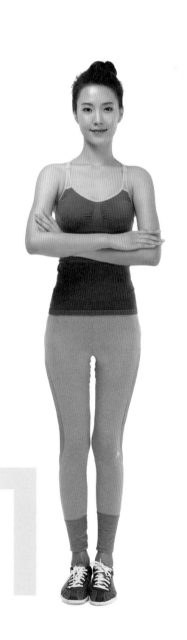

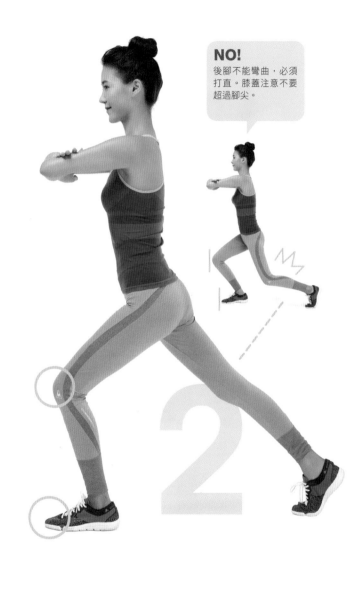

NO!
後腳不能彎曲，必須打直。膝蓋注意不要超過腳尖。

1 站直後雙手抱胸。

2 單腳向前跨出去並彎曲膝蓋，另一隻腳往後伸直，接著手肘抬起至胸部的高度。
腳請不要往前跨太大步。往前跨出去的那隻腳，腳掌必須與膝蓋成一直線。膝蓋如果超過大腳趾，會對膝蓋造成太大的負擔。

這是在相當廣為人知的下半身運動弓箭步（Lunge）當中，加入旋轉動作以達到提臀、瘦大腿功效的運動，我們一起來做吧！身材較矮小的人尤其要注意！臀部提高之後，腿看起來就會變長囉。所以個子比較小的人，比起做瘦腿運動，更應該多做提臀運動才會有效喔。

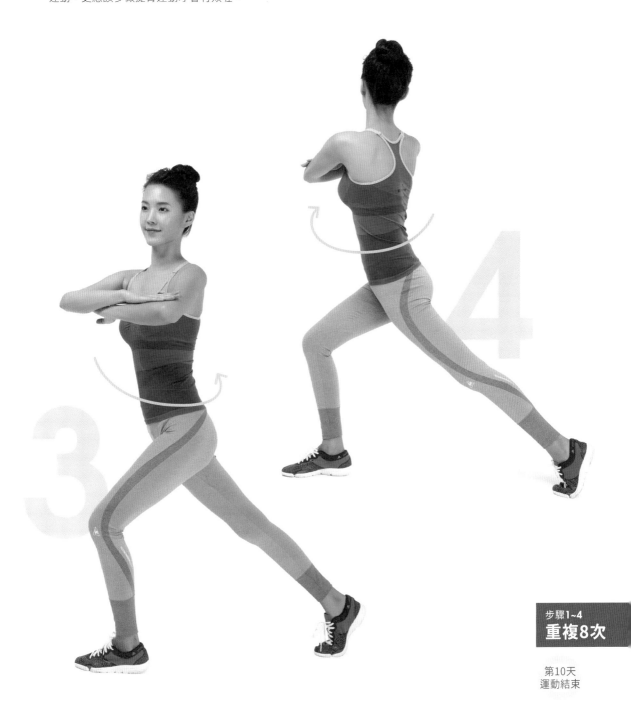

步驟1~4
重複8次

第10天
運動結束

3 身體慢慢向外轉。
―― 臀部不要往後推。
　　動作時臀部要用力。

4 身體慢慢往另一個方向轉。
―― 前後腳也要交換，
　　讓身體往左邊、右邊轉。

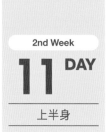
S線條的生命！打造玲瓏有緻的腰
溜冰

運動部位	運動強度	運動種類
背／腰	弱 ●—●—●—● 強	Freeform

1

2

TIP

視線請看著右手手肘。視線要移動，上半身才能大幅度旋轉，進而動到骨盆與側腰。

斜後方！

1 雙腳張開與肩同寬，手輕輕握拳，
手肘朝左右兩側抬起。
手肘抬高，讓雙手可以放在胸前。

2 單腳往斜後方伸出去，
上半身往反方向轉。
轉動側腰的同時骨盆也會跟著轉。

讓我們來嘗試最近新興的Freeform運動。這個動作可以放鬆包覆肌肉的筋膜，幫助恢復身體平衡，是很有趣的動作，無論初學者還是專家、無論男女老少都很喜歡。這個動作原本要利用裝有輪子的圓盤裝置（Freeform），不過今天就空手做做看吧。請試著用溜冰的感覺運動。（可以在腳底下踩一張A4紙或舖一條毛巾，這樣比較可以重複推拉的動作。）

★ 請在完成第1至10天的運動後再開始。

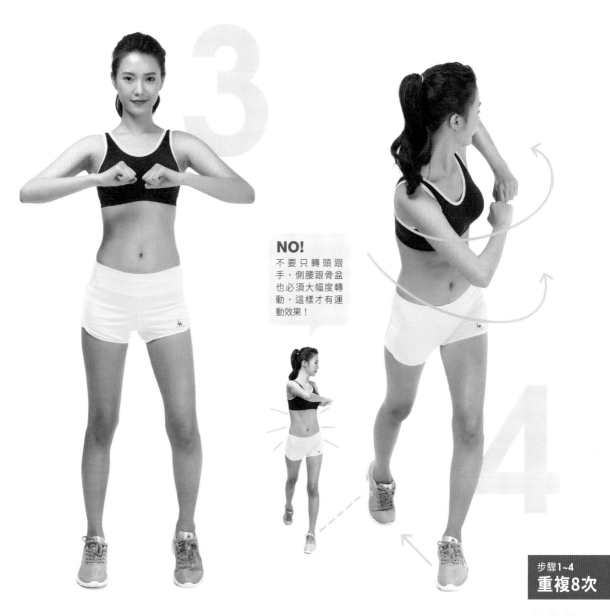

NO!
不要只轉頭跟手，側腰跟骨盆也必須大幅度轉動，這樣才有運動效果！

步驟1~4
重複8次

翻頁去做
下半身運動

3 回到一開始的動作。

4 換個方向，再做同樣的動作。
視線一定要跟著手肘動。
視線不動只動身體的話，動作會不確實。

69

擁有牛仔褲廣告一樣豐俏的臀部
雙抬腿

運動部位	運動強度	運動種類
臀部／大腿前側	弱 ●—●—◍—●—● 強	皮拉提斯

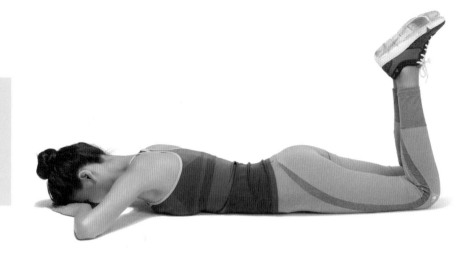

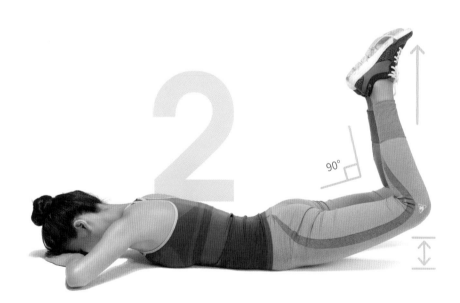

90°

1 趴在地板上，
雙手併攏撐住額頭，
雙腳併攏後將腳向上抬起。

2 腳尖朝著天花板，臀部收緊並把腳尖抬起，
動作維持4秒。
要讓膝蓋微微離開地板！
膝蓋必須盡量彎曲成90度！
膝蓋彎曲但不要太用力。

看牛仔褲廣告照片，會發現大多數的姿勢都是模特兒面向後面，只有上半身轉向前。因為穿牛仔褲時，重點就是豐滿的翹臀。我們也來試著打造這樣的臀部吧！這是個讓扁平的臀部變圓潤、隆起的肚子變扁平的運動！

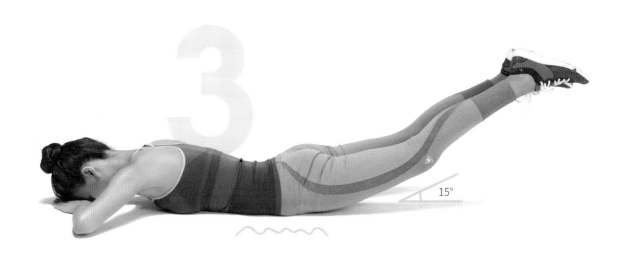

15°

NO!
頭不要抬起來。上半身抬起來，但視線要往下看。

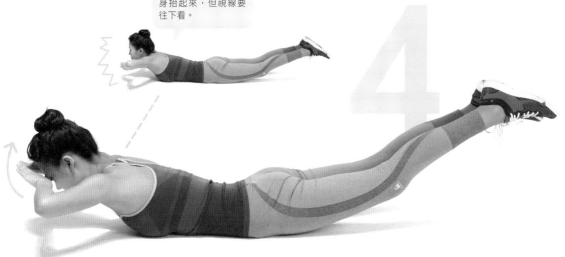

步驟1~4
重複8次

第11天
運動結束

3 腳抬至與地板成15度角的高度，
　 並伸直雙腳支撐4秒。
　 腹部要用力才撐得住。
　 想像用肚臍去夾葡萄的感覺，用力收緊！

4 腳伸直上半身微微抬起支撐4秒。
　 膝蓋靠越近越好。不過如果不行的話，
　 稍微分開一點也沒關係。
　 視線要朝下！

讓上半身線條變得更修長
拜託變長

運動部位	運動強度	運動種類
上半身全部	弱 ●—○—●—●—● 強	Freeform

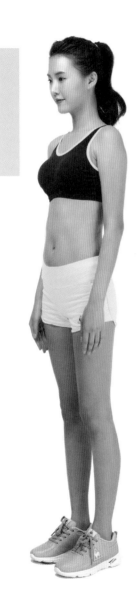

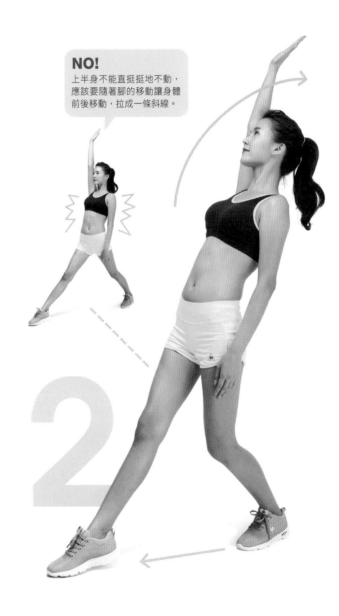

NO!
上半身不能直挺挺地不動，
應該要隨著腳的移動讓身體
前後移動，拉成一條斜線。

1 雙腳併攏站直。

2 單腳往前推出去，
同一邊的手往上伸直後漸漸往後仰。
骨盆請隨著腳的動作自然移動，
動作的同時要感覺全身拉長伸直。
另一隻腳的膝蓋請自然彎曲！

這是能夠雕塑整個上半身線條的運動。動作是要藉著腳的前後移動動作，可以感覺到上半身的線條被拉長。因為這個動作跟我們日常生活中肌肉的運動方向相反，所以也能夠伸展僵硬的身體，舒緩肌肉以達到緩解疲勞的效果。
★ 請在完成第1至11天的運動後再開始。

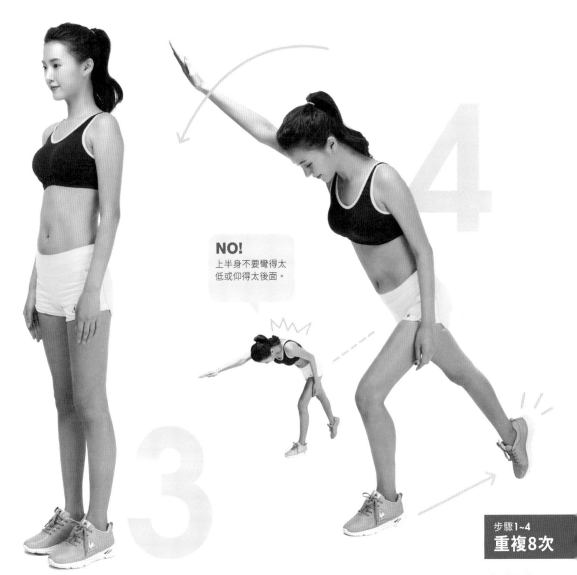

NO!
上半身不要彎得太低或仰得太後面。

步驟1~4
重複8次

翻頁去做
下半身運動

3 回到一開始的姿勢。

4 單腳往後推出去，同一邊的手往上伸直，然後上半身向前彎。
不要只推骨盆，腳也要一直往外推出去！臀部要收緊，注意不要跟著向後翹起。往後推的那隻腳腳跟抬起，另一隻腳的膝蓋則要自然彎曲。

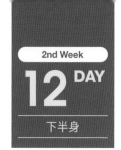

歡迎擁有蜜大腿
麻花捲

運動部位	運動強度	運動種類
大腿前後／骨盆	弱 ●━●━●━●━●━● 強	Zumba

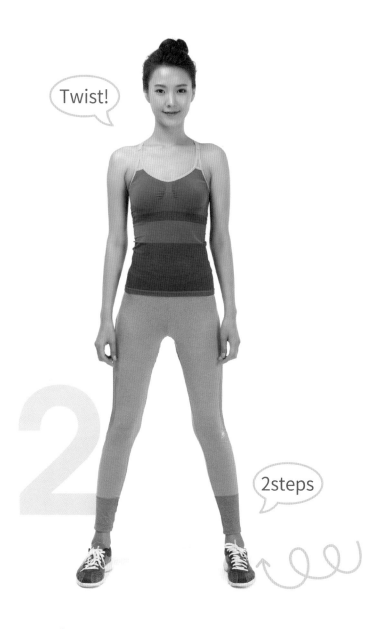

Twist!

2steps

1 面向前方站好。

2 雙腳張開與肩同寬，
接著往其中一隻腳往外跨兩步。
這是跳舞的動作，所以要有節奏感！
輕快！一、二！

蜜大腿不是厚實的大腿，而是整體形狀圓潤、美麗，線條有彈性且緊實的意思。就用最近在全球都很受歡迎的瘦身舞Zumba來瘦大腿，雕塑出圓潤、美麗的線條吧。Let's Twist！

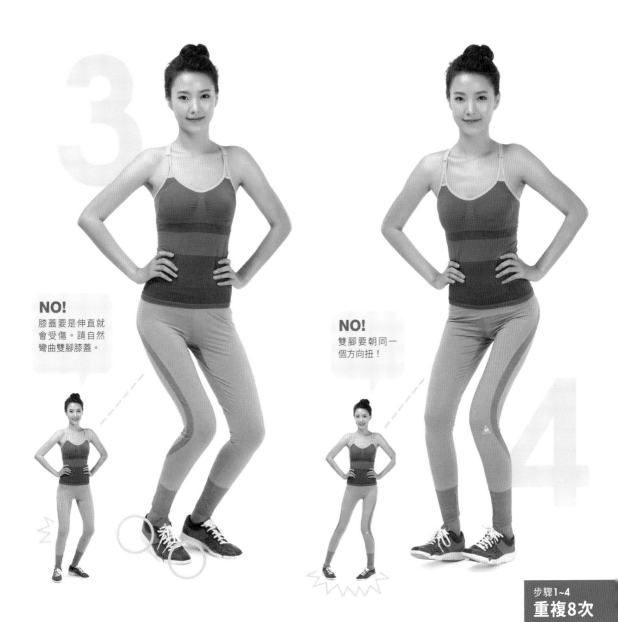

NO!
膝蓋要是伸直就會受傷。請自然彎曲雙腳膝蓋。

NO!
雙腳要朝同一個方向扭！

步驟1~4
重複8次

3 手插腰，膝蓋微彎，
— 腳尖和腳跟以之字形左右交替移動，
同時慢慢往旁邊走。
腳尖踩的時候腳跟就抬起來，腳跟踩的時候腳尖就抬起來。重心要在大腳趾與腳跟交替，並慢慢往旁邊走。

4 連續畫4個之字，
— 就像在跳扭臀舞一樣往旁邊走。
換個方向再做一次。

第12天
運動結束

75

重生為鎖骨美人吧
獨自推拉

運動部位	運動強度	運動種類
肩膀／手臂／鎖骨／側腰	弱 ●━○━━●━━● 強	健身

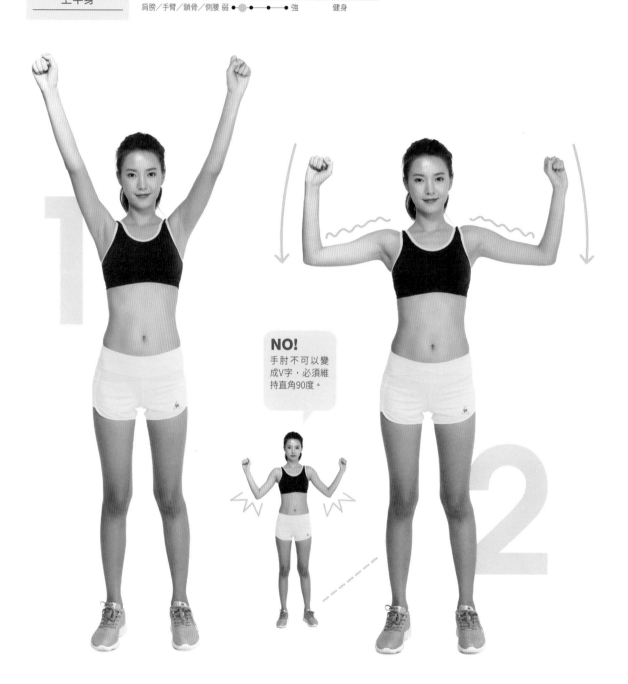

NO!
手肘不可以變
成V字，必須維
持直角90度。

1 像在罰站一樣，雙手高舉站直。

2 手肘彎曲並慢慢向下拉。
手臂要出力，
感覺有人在拉自己的手臂一樣。

今天讓我們一起來做肩胛骨穩定運動，也就是肩膀維持不動，像有人用力拉手臂一樣讓手彎曲。這個運動能夠雕塑肩膀線條，同時讓鎖骨的形狀更清晰，上半身會變得非常漂亮。藉由彎曲手臂的動作運動手臂（肱二頭肌）與側腰（前鋸肌），使線條更加平滑。

★ 請在完成第1至12天的動作後再開始。

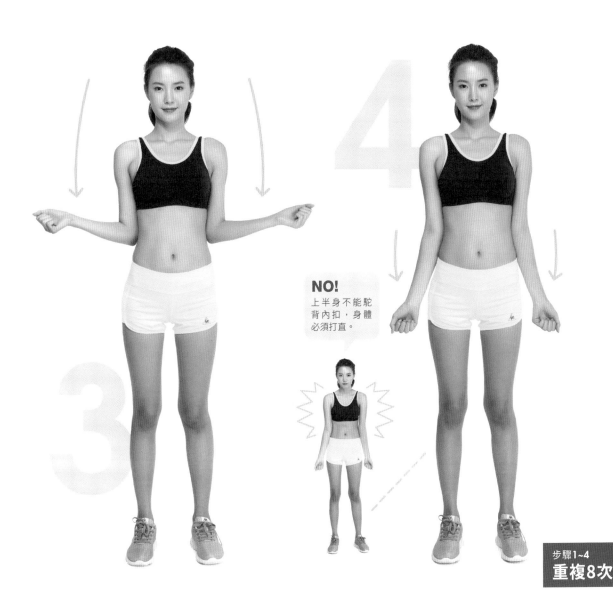

NO!
上半身不能駝背內扣，身體必須打直。

步驟1~4
重複8次

翻頁去做
下半身運動

3 手臂下放到腰的高度。

4 上臂貼著身體，然後再用有人抓著手臂的感覺慢慢把手放下。手指必須朝前。回到步驟1的姿勢後再重複剛才的動作。

單腳站立腳畫圈
腿部繞環

運動部位	運動強度	運動種類
骨盆／腿	弱 ●──●──●──●── 強	芭蕾

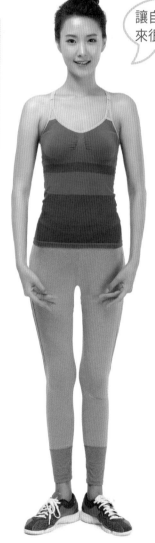

讓自己看起來很苗條～

1 腳跟併攏，
　　腳尖張開成V字。
　　抬起指尖，
　　做出像芭蕾舞者的姿勢。

2 單腳向前伸出去，
　　腳尖輕點地板。
　　另一隻腳施力以支撐體重。
　　手要繼續維持剛才的動作。

腿部繞環（Rond de Jambe）是大家都能做得到的芭蕾動作。是用單腳站立，並用另外一隻腳在地板上畫出一個半圓的動作。能夠雕塑從骨盆到腿的線條，在穿輕飄飄的長裙時，尤其能夠發揮這個動作的價值。

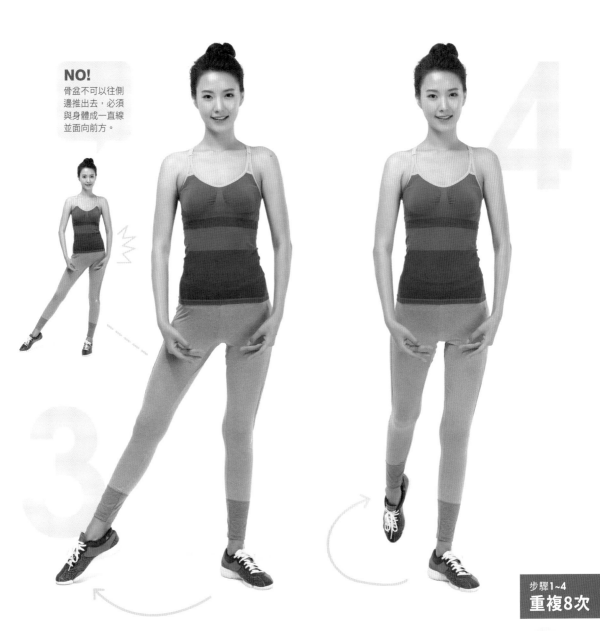

NO!
骨盆不可以往側
邊推出去，必須
與身體成一直線
並面向前方。

步驟1~4
重複8次

第13天
運動結束

3 伸出去的那隻腳自然地往旁邊轉，
　　並用腳尖輕點地板。
骨盆維持不動！注意腰不要跟著轉，
只有腳在動作而已。
必須感覺骨盆與腳的動作是分開的。

4 腳自然地往後轉，
　　同時腳尖輕點地板。
注意臀部不要往後推出去。輕輕地將步驟
2至4的動作串聯起來，用腳畫出一個半圓。
接著換另外一隻腳重複同樣的動作！

專為受高跟鞋所苦的雙腳設計
腳趾運動

運動部位	運動強度	運動種類
腳	弱 ●━◐━●━●━● 強	赤腳運動

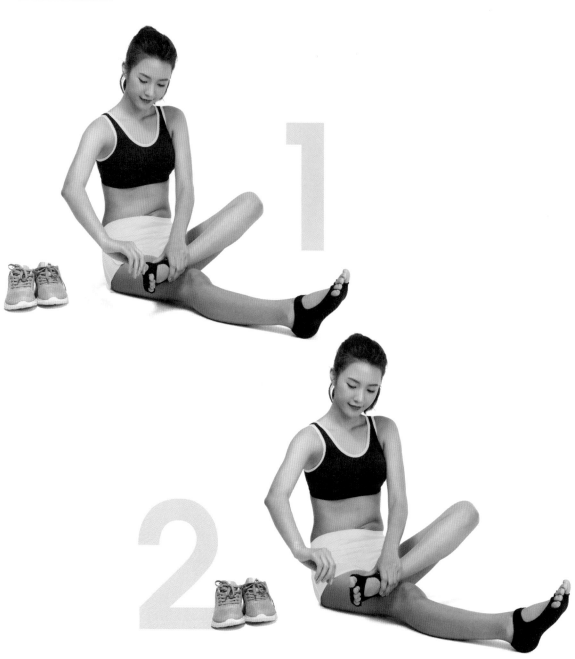

1 用手指握住大腳趾。

2 像要把腳趾拔起來一樣往上拉。
從大腳趾到小腳趾依序執行這個動作，
這是能夠舒緩腳趾疲勞的按摩。

終於來到第二週運動的最後一天！這個禮拜也用腳趾運動作結吧？腳的功能提升，上半身的功能也會自然提升。現代人走路時大多都只動腳底，所以腳趾的功能已經大幅退化了。尤其女性因為高跟鞋的緣故，腳趾總是受到壓迫。一起透過用腳趾夾毛巾的練習，鍛鍊腳趾的利器，舒緩累積的疲勞吧。

★ 請在完成第1至13天的運動後再開始。

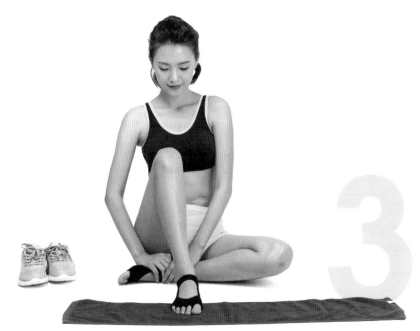

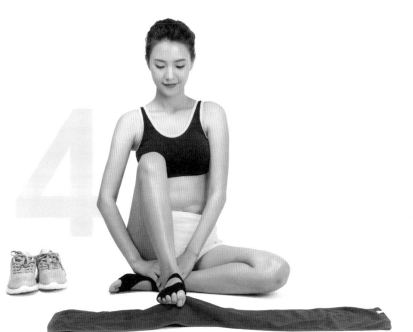

步驟1~4
重複8次

翻頁去做
下半身運動

3 在地板上鋪一條毛巾，並單腳踩在上面。

4 用腳趾抓緊毛巾維持5秒後再放開。
不要只用大腳趾和食趾抓住毛巾，要用所有的腳趾去把毛巾抓起來。就像在用手指抓毛巾一樣，用腳趾把毛巾抓起來吧！

單腳跳！跳！咚咚舞

運動部位	運動強度	運動種類
腳全部	弱 ●━●━●━● 強	Zumba

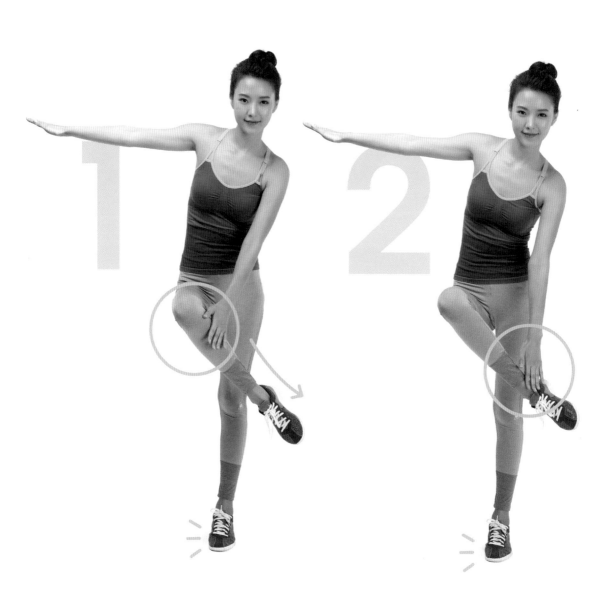

1 用左腳跳起，並用右手維持平衡，
左手去碰右腳膝蓋。
抬起來的那隻腳請朝內。
只用單腳跳的話，重心自然地
會擺在撐在地面的那隻腳上。

2 左腳跳起，
左手去碰右腳腳踝。
藉由用左腳跳起、右腳移動的過程，
可以培養空間知覺能力。

就用這個有點滑稽的動作結束第二週的運動吧。用單腳跳躍，開心地擺動自己的腳。雖然可能會覺得這並不像運動，不過這個動作燃燒卡路里的效果非常出色。而且持續練習單腳跳，也可以提升單腳著地的能力，對動不動就跌倒的人來說非常有用。

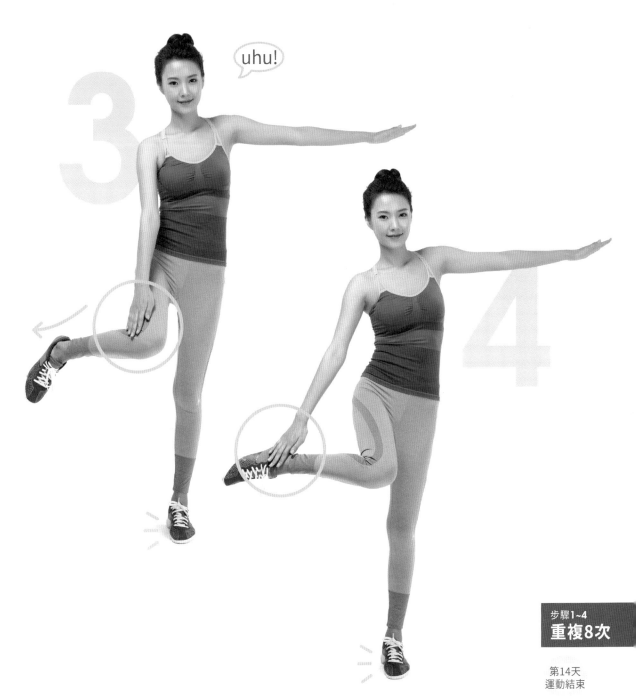

uhu!

步驟1~4
重複8次

第14天
運動結束

3 繼續跳，同時兩隻手交替，
—— 讓腳往外勾並用右手去碰膝蓋外側。
　　重點是跳躍的同時要自然變換腳的方向。雖然看起
　　來好像很簡單，但其實絕對沒有想像中的容易。

4 繼續跳，並用右手碰腳踝。
—— 接著換腳重複同樣的動作。

Q&A
我還是不懂運動

Q 次數是寫4至8次,但我做2至3次就好累。

運動是肌肉在動,會累是很自然的事情。重點是,自己配合身體去調整。即使書上寫的是做4至8次,但如果沒有足夠的體力做完,那只做5至6次就好,接著再一次一次慢慢加上去。如果你不是覺得累,而是覺得「痛」,那就表示身體太勉強了,要立刻停止!

Q 一天運動時間要多少才比較恰當?

每個人適合的運動時間都不太一樣,實在很難說一定是多少。一般來說都建議是1小時至1小時30分鐘,不過也不需要一定這麼剛好。只要有確實做每個動作,10至15分鐘就很夠了。

即使是很注重身材管理的藝人,我也都建議他們一天不要超過1小時。運動時間一長專注力就會下降,效率也會不好。如果是剛開始運動的人,前一至兩週都可以當成是運動適應期,從2分鐘開始,每天增加2分鐘就已經很足夠了。如果是在家自己一個人運動,那專注也有限,最多不要超過1小時。還有,即使是1分鐘也好,有開始才是最重要的!

Q 運動一定要每天做嗎?

最好是每天做!不過不是每天都做到極限,最好適當地調整強度。一星期2至3次高強度、2至3次低強度,一星期的最後一天則按摩放鬆身體。每天都做高強度運動會給身體太大的負擔,對身體並不好。做太多高強度的肌力運動,會使身體乳酸堆積,隔天可能會感覺到嚴重的疲勞。

Q 不想做運動的時候該怎麼辦?

那就不要做!不想做運動或身體狀況不好的時候,不需要勉強自己。不用一邊想著「非做不可……非做不可……」,一邊像考試前一天一樣給自己壓力,就乾脆休息吧。不過隔天狀況恢復之後,就要再繼續認真運動!運動必須在不會有壓力的狀況下做才會有效。壓力不僅會在心理上造成壓力導致暴飲暴食,更會讓身體分泌壓力荷爾蒙,妨礙脂肪分解喔。

Q 生理期也要做運動嗎?

Yes! 韓國人對生理期特別敏感,但其實只要跟平常一樣運動就好。運動時血液循環會變好,所以生理期運動其實對身體很好。不過就像狀況不好時不要勉強自己一樣,如果有嚴重的生理痛,那還是休息或降低運動強度吧。生理痛時可以按摩下腹部或幫助腹部保暖,都有助減輕疼痛,做骨盆運動也會有幫助。

Q 很累的時候也要運動嗎？

越累越要運動。因為運動反而可以舒緩疲勞。女演員常說的話之一就是「來運動時很累，但運動完之後反而比較不累！」喔。在做之前可能會很猶豫，但開始運動後會感覺身體變得比較輕鬆。

而且如果平時常覺得累，那就需要更認真運動。人體之所以會感覺到疲勞，那是因為肌耐力變差了。靠運動鍛鍊肌力，肌耐力自然就會跟著提升，反而不會像以前那麼容易累，即使覺得累也能很快恢復。

Q 一天中什麼時候最適合做運動？

任何時候都可以，只要找到最適合自己身體的時間就好。適合早上運動的人早上運動完後，會感覺到整個人變得清醒，身體也變得輕盈。不過不適合早上運動的人如果在早上運動，反而會覺得睏乏，到了下午會一直打瞌睡。這樣的人最好選擇在晚上運動。所以只要配合自己的身體，找出適合的規律就好。無論是早上還是晚上，只要規律就好！

Q 運動完後覺得身體痠痛、很累

享受那種痠痛吧。運動時動到平時不用的肌肉，所以身體當然會有這種反應。希望大家以「啊，原來運動後我的身體會有這種反應啊！身體現在是在回答我，很快就會產生變化了」這種心態來享受。

不痠痛反而才要覺得難過，要想「啊，今天沒有好好做運動！」畢竟既然都有付出了，就一定要有結果才不會覺得冤枉啊。

並不是運動次數增加痠痛感就會消失，只是恢復時間變短了而已。享受痠痛這件事，其實比想像中更有快感喔。

Q 不知道要做到什麼程度才算是運動確實

運動要是太輕鬆會沒有效果，但過度卻反而對身體有害。運動時如果感覺到累，開始覺得差不多該停下來的時候！就再多做5分鐘就好。開始覺得累的時候就是燃燒熱量並確實運動的證明。所以開始覺得累之後再多做5分鐘，就表示當天實際運動的時間是5分鐘。

不要太疲勞，運動做到自己開始覺得有一點累的時候最剛好。熟悉運動之後，就可以提升強度，讓身體維持在稍微有一點累的狀態。即使是做了上百萬次的運動，做完之後都必須要感覺到肌肉痠痛。

Q 我想減肥，但卻瘦到胸部。有沒有維持胸部大小不變，只瘦其他部位的方法呢？

透過運動減少上半身脂肪，胸部的脂肪自然也會跟著減少。胸部尺寸多少會受到影響，這是無可奈何的事情。但如果能夠讓腰變得更纖細，胸部就算小也會看起來很豐滿。改善駝背，開始抬頭挺胸之後，胸部也自然會往前挺起。而且真的不需要太擔心，尺寸雖然會相對小一點，不過肌肉會讓妳的身形更有彈性，胸部的形狀反而會更美喔。

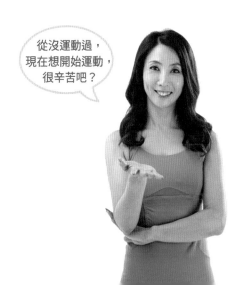

從沒運動過，現在想開始運動，很辛苦吧？

Q&A
給剛開始的運動新手

Q 飯應該在運動前吃還是運動後吃？

請在運動後吃。 可以的話盡量在空腹的狀態下運動，至少在運動30分鐘以前什麼都不要吃是最好的。吃東西之後胃會為了消化食物而開始運動，而胃也是肌肉組成的，所以會搶走用在其他肌肉上的能量，致使運動效率變差。運動前建議喝水就好。

Q 不吃飯就運動實在沒有力氣

完全空腹運動時就請多喝點水。 當你覺得肚子很餓，沒有力氣的時候，就請不要做太過激烈的運動。 配合身體的感覺運動是最重要的。

在空腹狀態下運動時，請不要做會讓心跳或血壓太高的運動。如果覺得精神不好，也請縮短運動時間。不然就是將運動時間切分開來（如果原本預計運動30分鐘，就改成15分鐘＋休息＋15分鐘），建議朝不會讓身體太過疲憊的方向去運動。

Q 但好像有些人說運動時不能喝水耶。

運動時不喝水會流失太多水分，運動之後會有體重顯著減輕的效果。不過那只是暫時的現象而已，只要喝一杯水體重就會回來了，而且這樣也對身體不好。運動之前自然是不用說，運動時跟平常要多喝水。尤其下半身運動的目的是希望讓肌肉變長，那就更需要水分。水分不足會使包覆肌肉的薄膜（筋膜）收縮，如果想好好舒張筋膜，就必須要多喝水並透過小便排出體內的廢物才行。筋膜收縮與舒張順暢，肌肉才能順利運動。

而且筋膜要是受傷或固著，沾黏在肌肉上的話也會產生疼痛。這即使透過MRI也找不出原因，被稱為「不明原因疼痛」。尤其明明沒有受傷，卻經常感覺身體特定部位疼痛的話，那就很有可能是筋膜受傷。

但是，肌肉受傷之後雖然能恢復百分之90，但筋膜卻只能恢復百分之70。所以事先保護筋膜是很重要的，而保護筋膜的基礎正是水。 如果想好好維護筋膜，就要攝取足夠的水分，所以平時請多喝水。

Q 不想運動的日子有什麼方法
　　能讓自己堅定意志嗎？

在房間裡面掛一條熱褲吧。然後既然要掛，就掛一條會貴到讓自己哭出來的熱褲！那麼貴的熱褲不能改，不穿又覺得可惜，就會讓你產生非穿上它不可的念頭。每次覺得運動很膩的時候，就看著那條熱褲重新穩定自己的心吧。

Q 明明只是增加2分鐘而已，
　　想要每天做但卻做不到。

之前沒有運動，現在也還沒養成習慣所以才會這樣。不是只有你這樣而已，大家都一樣。

通常一星期會認真做到第3天，從第4天開始心裡會開始矛盾。會開始想說：這個星期已經很認真運動了，休息個一天應該沒關係吧。休息一天之後，隔天就會想繼續休息…接著週末到了又會責備自己意志力不夠堅定，下星期一又開始堅定地認真運動，然後到了星期四又再覺得有點膩……於是就漸漸三

天打魚兩天曬網。

開始運動之後大家都會這樣，並不是意志力特別不夠堅強才這樣，所以不必太自責。就連教課的老師要每天運動都是一件不容易的事呢。如果勉強自己一定要每天做反而更容易失敗，大家就放寬心吧。

Q 可以留到週末一次做完嗎？

比起完全不做，只有週末做也可以。不過如果累積太多，一下子做太多運動的話，反而會給身體太大的負擔，所以建議 可以的話還是平日找時間做吧。想休息的時候不需要給自己壓力硬逼自己做，好好休息就可以了。這雖然是30天運動計畫，但就算用45天完成也沒關係，完成才是最重要的。

漏掉幾天沒有運動時，很多人會想「就帶著新的覺悟再從頭開始吧！」但我建議不要這樣，就從斷掉的那天接下去繼續就好。把整個計畫完成一次之後，會有「我完成了！」的滿足感，也會覺得運動更有趣，會讓你未來更認真喔。

Q 有了肌肉之後不會看起來很壯嗎？

不是做了運動就會滿身肌肉，所以不用擔心喔。女生的身體構造不會像男生那麼有肌肉，女性健身教練都是經過特殊的訓練，一般人要變得跟健身教練一樣是很困難的。

而且靠運動保養身材就能減少脂肪，衣服尺寸也會跟著縮小，外表看起來會變得纖瘦很多，當然內在完全相反就是了！體內健壯的肌肉緊緊地拉著彼此，也使肌膚更有彈性。而且肌力變好之後，身體狀況也會變好，日常生活會變得更有活力。啊，不覺得成為這樣的女性光想就讓人開心嗎？

Q 有沒有不用體重計就能推測自己變胖還是變瘦的方法？

買一條用來自我診斷的褲子吧。只要是你目標尺寸的緊身褲，或是身材最好的時候穿的褲子就可以了。不時去穿一下，確認一下自己的身材吧。

Q 走樓梯代替搭電梯，真的有運動效果嗎？

Yes！不過建議只上樓梯就好。用走的下樓梯不一定是運動，很容易變成勞動。如果腹部沒有好好出力，就會給膝蓋造成負擔，更有摔傷的風險。

還記得運動會隔天，上樓梯很容易但下樓梯會超痛苦的回憶嗎？以身體構造來說，下樓梯的確是需要更加留意的動作，所以如果要用來代替運動，建議只上樓梯就好，下樓時還是搭電梯吧。

上樓梯時不必走得太快也沒關係，抬起腳跟踩在階梯大約一半的位置，然後慢慢往上爬就會很有效果了。爬到稍微喘氣的程度是最好的。

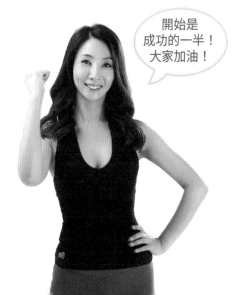

開始是成功的一半！大家加油！

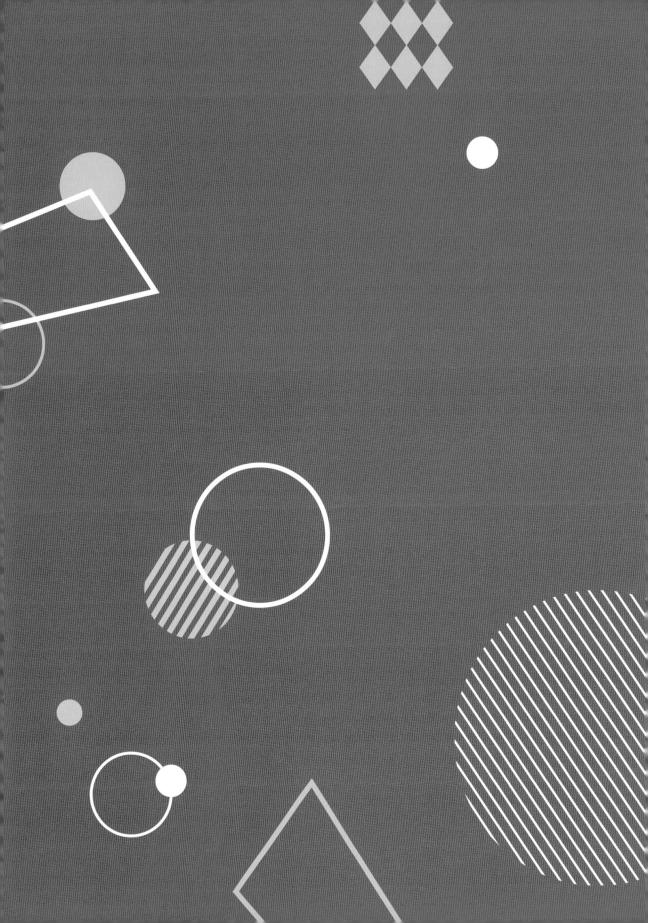

3rd
WEEK
15~21
DAY

30天居家健身第三週

就算是堅持不懈的人，到了第三週也會忍不住中斷休息一
下。雖然可能開始會感到無趣，但只要再稍微堅持一下，超
有感的第四週馬上就來了。就用鍛鍊身體核心的核心運動，
以及打造性感背影的運動，一起雕塑出與眾不同的身形吧。
只要可以堅持下去，緊身褲、比基尼就再也不是夢了。

讓鬆垮垮的皮膚更有彈性
死蟲式

運動部位	運動強度	運動種類
手臂／腹部／背	弱 ●━●━● 強	健身

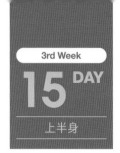

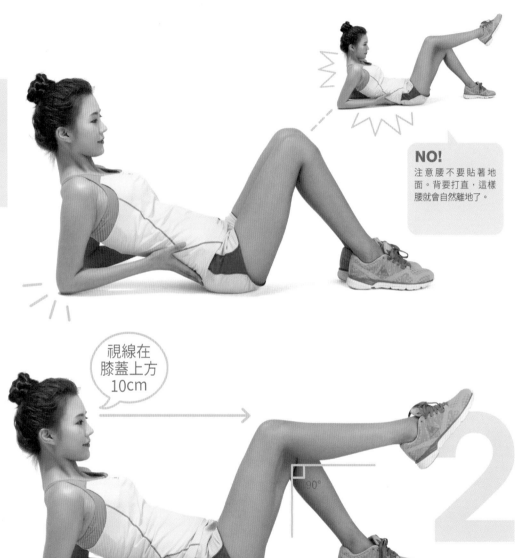

NO!
注意腰不要貼著地面。背要打直，這樣腰就會自然離地了。

視線在
膝蓋上方
10cm

90°

1 手肘撐在地板上，用手掌撐著腰，
　坐下之後將膝蓋屈起。
　手肘要施力，感覺就像在推地板一樣。
　透過這個撐住身體的過程可以燃燒卡路里，
　也能夠瘦下手臂的贅肉。

2 單腳抬起，
　膝蓋彎曲成90度。
　視線要向著膝蓋上方約10公分的地方。
　視線過高或過低都會對脖子造成負擔，
　進而導致疼痛。

不知不覺間運動進入第三週了，讓我們一點一點提升強度吧！這是可以鍛練手臂、腹部、背部的運動。這個俗稱「死蟲式（Dead Bug）」的動作，能讓人聯想到死掉的蟲子。這個動作可以燃燒脂肪，也能夠讓身體產生細小的肌肉，幫助肌膚更加緊緻、身段更為窈窕，更能幫助鬆弛的肌膚恢復彈力。

★ 請在完成第1至14天的運動後再開始。

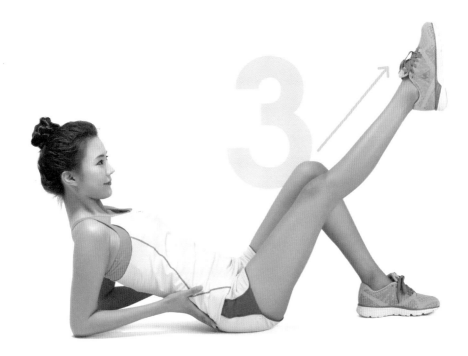

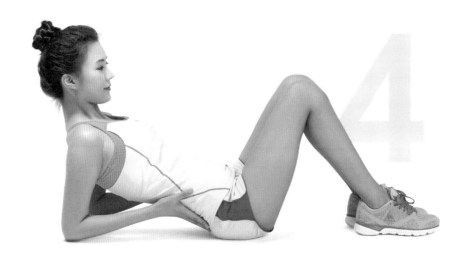

3 把腳伸直，
—— 讓腳背朝著身體。
　　抬腳時要注意肩膀不要抬起來。
　　手肘必須用力不讓肩膀移動。

4 慢慢把腳放下。
—— 換隻腳做相同的動作。
　　腳在動作的時候背必須打直。

步驟1~4
重複8次

翻頁去做
下半身運動

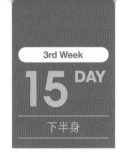

3rd Week

15 DAY

下半身

在緊身褲面前不自卑
擊打

運動部位	運動強度	運動種類
大腿內側	弱 ●—●—● 強	芭蕾

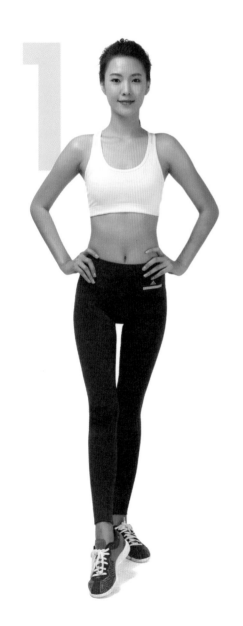

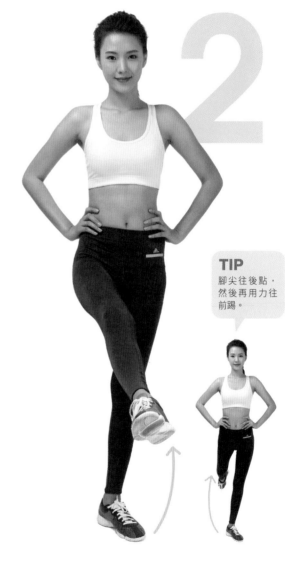

TIP
腳尖往後點，
然後再用力往
前踢。

1 身體站直，單腳向前伸出去，
腳尖輕點地板。
雙手放在腰上，用另一隻腳支撐體重。

2 前面那隻腳用力往空中踢。
上半身必須打直，腰不能彎。

這是伸腳往前面、側面、後面踢的動作，也是芭蕾中的腿部擊打（Battement）動作。試著想像舞動人生的片段一邊輕快地踢腿吧。這個動作能讓大腿內側的肌肉變得更有彈性，能夠雕塑穿緊身褲時被擠出來的討厭贅肉。

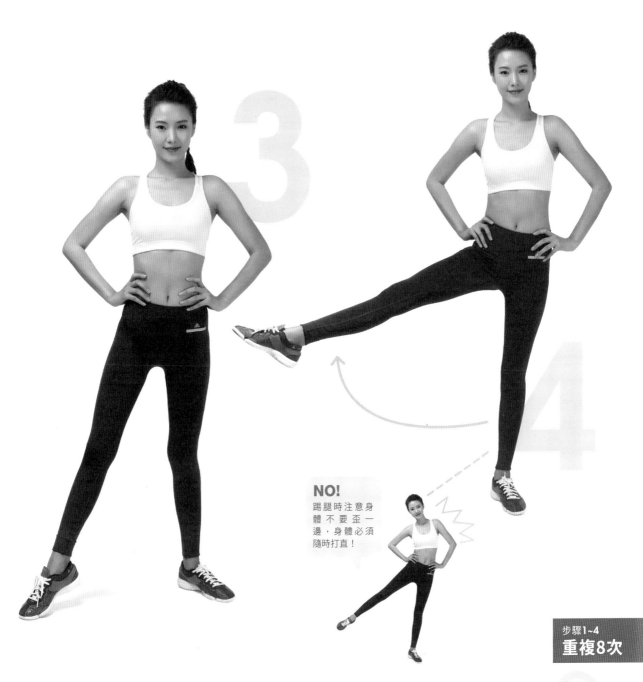

NO!
踢腿時注意身體不要歪一邊，身體必須隨時打直！

步驟1~4
重複8次

第15天
運動結束

3 單腳往側面伸出去，
—— 用腳尖輕點地板。
　　腳跟抬起，只有腳尖碰到地板。

4 往側面伸出去的
—— 腳用力往空中踢。
　　注意臀部不要往旁邊推出去，
　　上半身必須打直，只有腿在動。

同時擁有平坦的腹部、凹凸有致的腰線
我是X女孩

運動部位	運動強度	運動種類
腹部／腰	弱●━━●━━●強	皮拉提斯

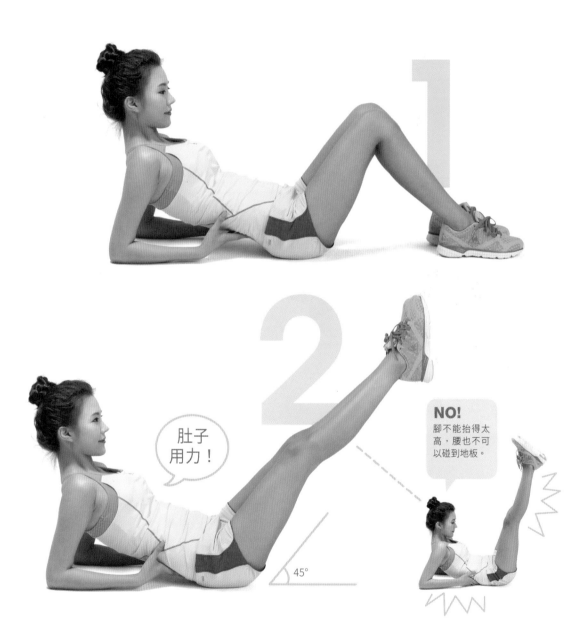

肚子用力！

NO!
腳不能抬得太高，腰也不可以碰到地板。

45°

1 手肘撐在地面上，
雙手扶著腰坐下後將膝蓋屈起。

2 雙腳打直抬至離地
約45度並維持3秒。
腹部必須用力撐著。

說到腹肌，我們通常會想起六塊肌或是川字腹肌。不過其實我們的腹部有X字型的肌肉喔！這個X字肌肉（內外腹斜肌）鍛鍊起來，就能夠把腹部抓緊，讓腹部變得非常扁平。女生真正需要的不是六塊肌，而是扁平的腹部！X字肌肉也包覆著腰部，所以做這個部位的運動也能瘦腰喔。

★ 請在完成第1至15天的運動後再開始。

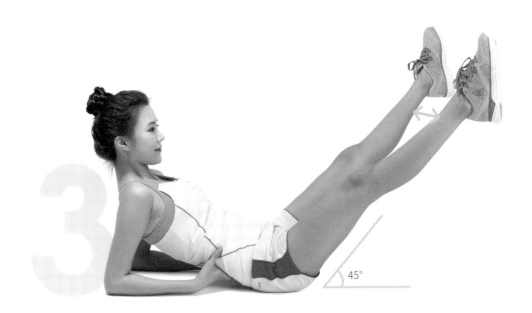

45°

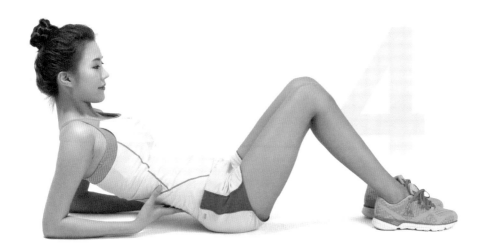

步驟1~4
重複8次

翻頁去做
下半身運動

3 雙腳打直張開成V字形後維持3秒。
—— 雙腳高度要維持在45度。
太高或太低都不行。
以用骨盆撐住的感覺用力。

4 慢慢把腳放下，
—— 回到一開始的姿勢。

朝向豐滿的身材前進
游泳

運動部位	運動強度	運動種類
腹部／腰	弱 ●━●━●━● 強	皮拉提斯

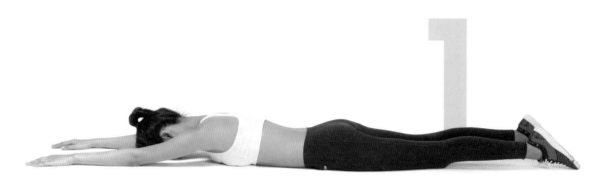

NO!
膝蓋不能彎曲，要盡量伸直。

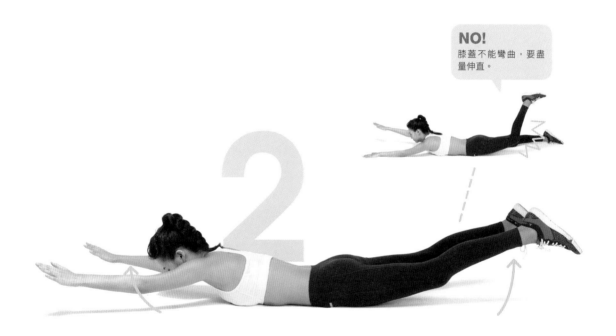

1 向前趴下，額頭貼著地板，
雙手往上伸直，手掌貼著地面。

2 腹部用力，
將上半身與腳抬起後支撐4秒。
不是抬肩膀，而是要把上半身抬起來！
注意腳不要抬太高，太高會對腰造成負擔。

這是趴在地板上像在游泳一樣的姿勢。可以讓腳更細，也能讓身材線條更凹凸有致，打造出曼妙的S線條。做完這個動作之後，隔天會開始感覺臀部更有彈性。試著像用腳打水一樣，開心游泳吧。一、二！一、二！

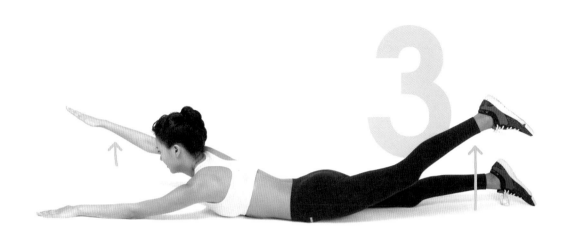

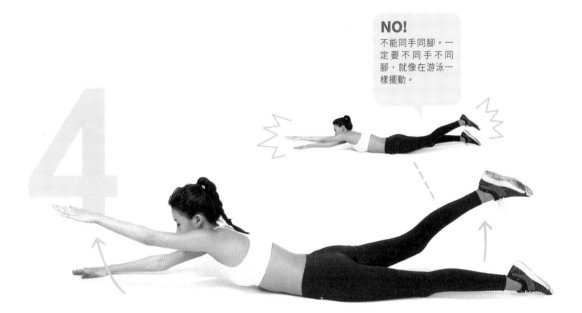

NO!
不能同手同腳。一定要不同手不同腳，就像在游泳一樣擺動。

步驟1~4
重複8次

第16天
運動結束

3 腹部用力，雙手維持一高一低，
── 腳則與手相反，動作維持4秒。

4 左右交換，再維持4秒。
── 像在游泳一樣雙手雙腳交錯擺動就好。熟悉動作之後可以雙手都離開地面，只做步驟3到4的動作就好。視線必須朝下脖子才不會痛。

身體平衡的基礎是腹部
核心訓練

運動部位	運動強度	運動種類
腹部	弱 ●━━●━━● 強	瑜伽

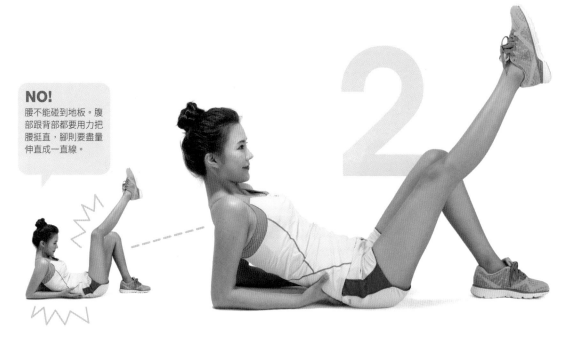

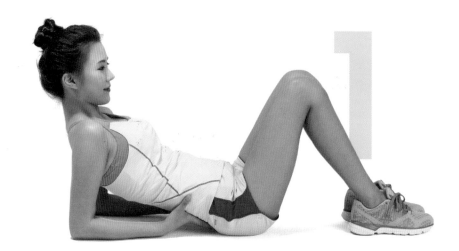

NO!
腰不能碰到地板。腹部跟背部都要用力把腰挺直，腳則要盡量伸直成一直線。

1 手肘撐著地板後雙手撐著腰坐下，
接著將膝蓋屈起。

2 單腳伸直高舉起來。

你還是很在意鬆垮垮的腹部贅肉嗎？腹部可以說是我們身體核心的重要部位，所以必須強化這個部位身體才會健康、才能維持平衡。試著用不同的腹部運動，讓身體的核心（Core）更有彈性吧。核心訓練能讓身體更穩定，多餘的脂肪也會自然消失。

★ 請在完成第1至16天的運動後再開始。

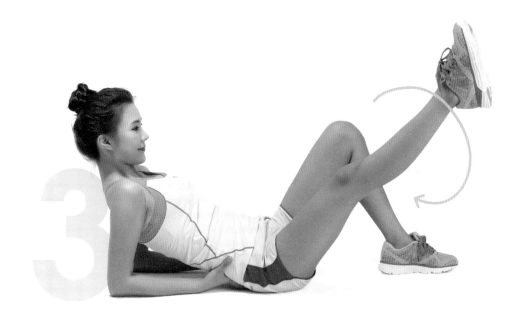

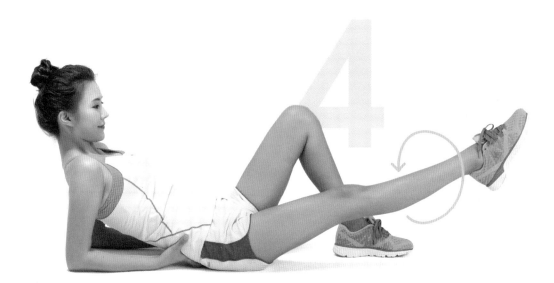

步驟1~4
重複8次

翻頁去做
下半身運動

3 抬起的腳往外畫圈。
—— 圈大概要跟西瓜差不多大，腳在畫圈的時候必須打直成一直線。最重要的是必須讓腳在動的時候腹部也跟著運動，臀部也能跟著運動到喔。

4 抬起的腳往內畫圈。
—— 圈大概要跟西瓜差不多大！做完後就換腳再做一次。

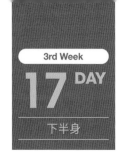

3rd Week
17 DAY
下半身

打造沒有贅肉的緊實大腿
後踩弓箭步

運動部位	運動強度	運動種類
大腿後側	弱 ●━━●━━●━━● 強	TRX

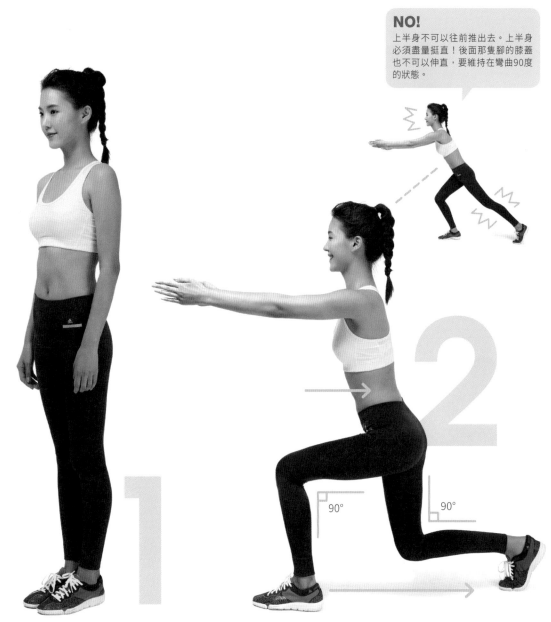

NO!
上半身不可以往前推出去。上半身必須盡量挺直！後面那隻腳的膝蓋也不可以伸直，要維持在彎曲90度的狀態。

90°　　90°

1 雙腳併攏站直。

2 單腳往後跨出去，膝蓋彎曲成90度，另一隻腳也自然向下蹲。
手要往前伸出去。腳往後跨的時候，重心必須要放在後面。

向大家介紹TRX這項相當熱門的運動。簡單說就是全身阻抗運動，是美國海軍特殊部隊（海豹部隊）為了讓隊員們能在野戰生活等各種情況下，隨時鍛鍊體力而開發的運動。不過不僅是男性，對女性管理身材或是復健也非常有用。原本要使用TRX專用器材，今天就介紹不需要器材的徒手動作。

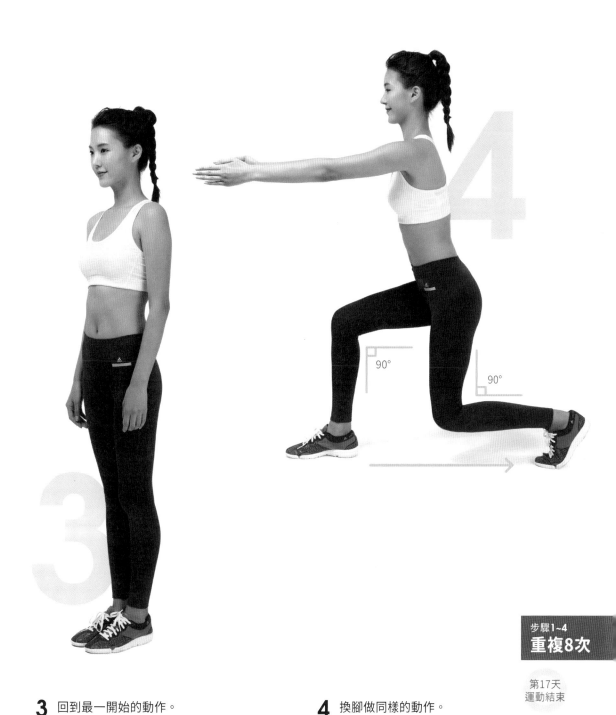

90°

90°

步驟1~4
重複8次

第17天
運動結束

3 回到最一開始的動作。

4 換腳做同樣的動作。

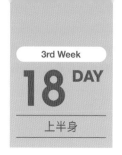

朝比基尼前進！踢！踢！踢！
單腳伸展

運動部位	運動強度	運動種類
腹部	弱 ●━━●━━◉━━● 強	健身

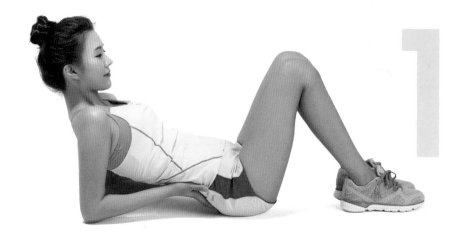

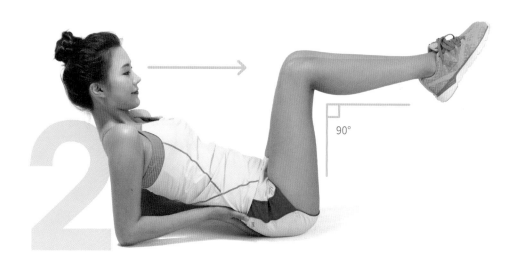

90°

1 手肘撐著地板，
用手扶著腰坐下後
屈起膝蓋。

2 抬起腳讓膝蓋
彎曲成90度。
注意下巴不要抬起，視線向著膝蓋。

仰臥起坐是居家腹肌運動中最知名的一種，但仰臥起坐對鍛鍊腹部並沒有那麼有效，而且錯誤的姿勢反而更容易受傷。除了仰臥起坐之外，還有很多在家也能輕鬆做的腹肌運動。來介紹用不同的運動，讓腹部更緊實的方法吧。

★ 請在做完第1至17天運動後再開始。

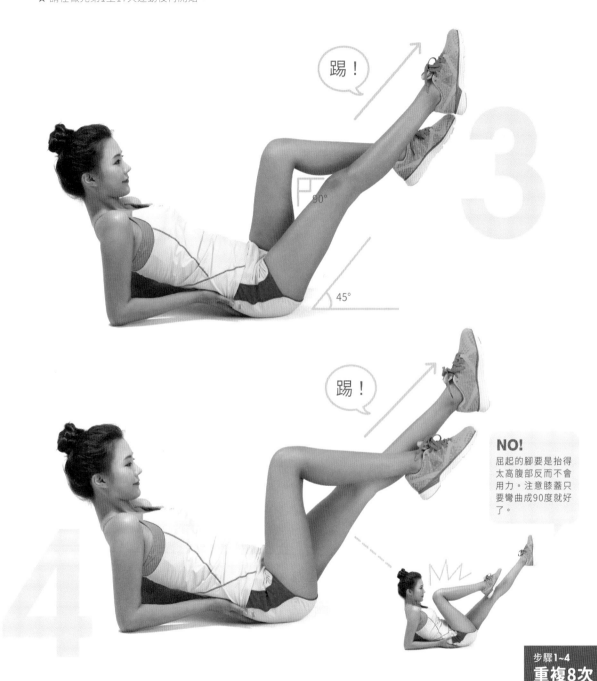

踢！

NO!
屈起的腳要是抬得太高腹部反而不會用力。注意膝蓋只要彎曲成90度就好了。

步驟1~4
重複8次

3 單腳維持彎曲，
另一隻腳伸直與地面成45度。
腳背必須打直。
伸直的那隻腳如果高度太低，反而會讓腰用力，
務必要抬高至45度。

4 換腳做同樣的姿勢。
雙腳交替，
用力地踢腿、屈腿。

翻頁去做
下半身運動

雕塑腿部整體的線條
半平板支撐

運動部位	運動強度	運動種類
臀部／腹部／腿	弱 ●━━●━━●━━●━ 強	健身

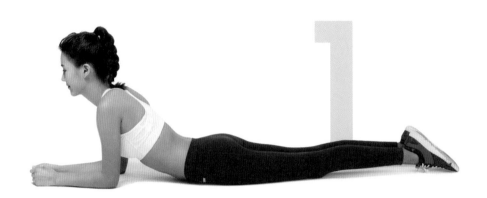

NO!
臀部不能抬起來。臀部必須放低，盡可能與腳成一直線。

臀部要
夾緊UP！

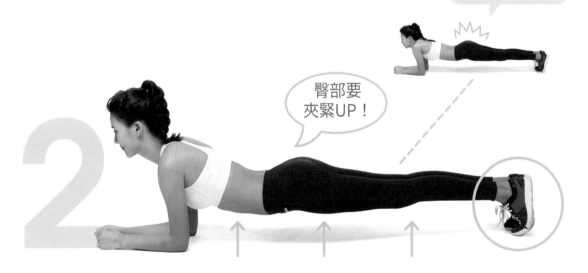

1 向前趴下，併用手肘撐著地板。

2 腳尖踩住地板，將身體撐離地板。
在手撐著地板的狀態下，腹部與腳尖出力，同時收緊臀部將身體撐起來。

運動次數增加的同時，強度也漸漸提升。雖然累但也很有效果，大家不要放棄，加油！這次要介紹能夠雕塑腿部線條，同時具有提臀、讓臀部更有彈性等效果的半平板（Semi Plank）。這個動作可以強化腹部肌力，幫助身體保持平衡，增添健康美。臀部上提之後，穿起褲子來也會更好看。

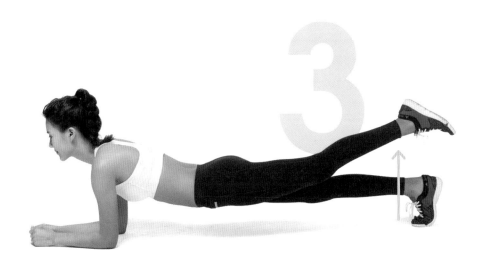

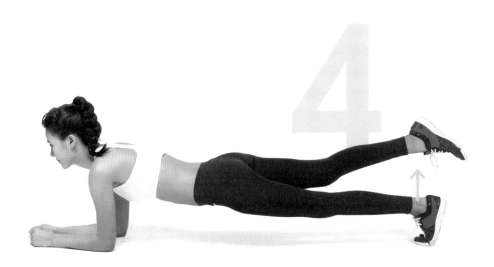

步驟1~4
重複8次

第18天
運動結束

3 單腳往上抬起。
如果腳抬太高或是彎腰很可能會導致腰痛。
腳只要抬到與臀部同高，
讓腰維持打直的狀態就好。

4 把腳放下，換抬另外一隻腳。

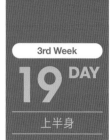
消除背部與腹部贅肉
拍足跟

運動部位	運動強度	運動種類
臀部／背	弱●━●━◉━●強	芭蕾

拍！

TIP
兩腳打開的時候左右的寬度必須
要一樣，如果其中一隻腳太外
面，就代表骨盆往某一邊傾斜。

45°

拍！

30°

1 手肘撐在地板上坐下，
雙腳併攏抬起約45度，
然後像在拍手一樣讓足跟撞在一起。

2 雙腳放下至約30度，
繼續拍打足跟。
腳放下的時候背必須盡量打直。

這是來自芭蕾運動的動作。可以消除背部與腹部的贅肉，也是個很費力的動作。芭蕾舞者雖然看起來纖細，但其實都是靠高強度運動在維持緊實的身材。試著打造跟芭蕾舞者一樣看起來纖細，實際上很有彈性的身材吧。

★ 請在完成第1至18天的運動後再開始。

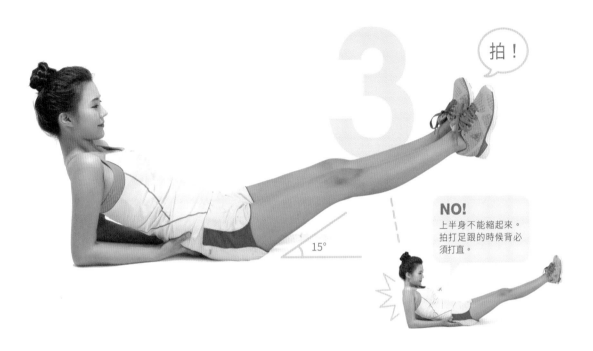

NO!
上半身不能縮起來。
拍打足跟的時候背必
須打直。

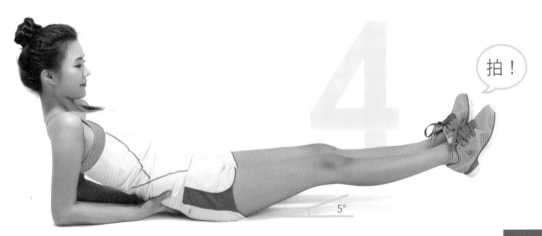

步驟1~4
重複8次

3 雙腳放下至約15度，
　　繼續拍打足跟。
　　因為很費力，所以拍的速度可能會變快，
　　但這樣運動就會不確實。做的時候腹部要用力，
　　腳放下的速度也要放慢。

4 雙腳放低至快要碰到地板的高度，
　　繼續拍打足跟。
　　接著再回到離地45度的地方，
　　一邊依序調整高度一邊重複
　　拍打足跟的動作。

翻頁去做
下半身運動

今年夏天征服熱褲吧
單腳踢

運動部位	運動強度	運動種類
臀部／大腿	弱 ●—●—●—● 強	皮拉提斯

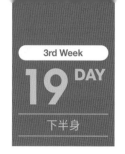

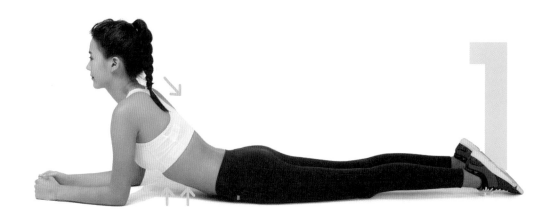

NO!
腹部不可以貼到地面。上半身要
抬起來，腹部必須離開地面。

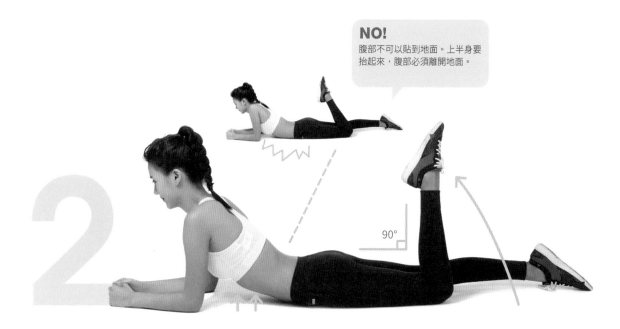

90°

1 向前趴下，手肘撐著地板
把上半身撐起來。
雙腳要併攏不要打開。
腹部用力往上抬起。

2 單腳往後屈起成90度。
上半身維持不動，腹部出力再彎曲膝蓋。
如果直接把腳抬起來腹部會貼地。

這個運動能夠讓臀部與大腿前側的線條更圓滑有彈性。大腿變細之後，腿看起來會變長，臀部也會更加豐翹，穿熱褲時會變得超好看。是個可以一邊看電視一邊做的運動。

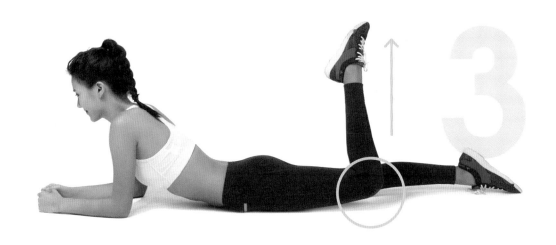

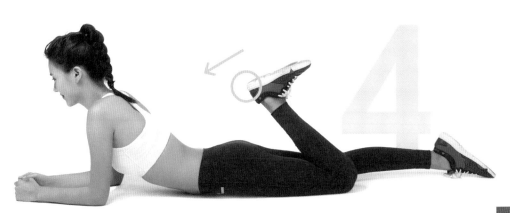

步驟1~4
重複8次

第19天
運動結束

3 膝蓋抬至離地約10公分的高度。
—— 請壓腳背讓腳尖朝向天花板。
這時臀部必須要用力。

4 像用足跟踢屁股一樣將腿
—— 往上拉抬，然後回到步驟1的姿勢。
換一隻腳再做同樣的動作。

區分少女與女人的1%差異
瘦側腹

運動部位	運動強度	運動種類
側腰	弱●─●─◐─●─●強	皮拉提斯

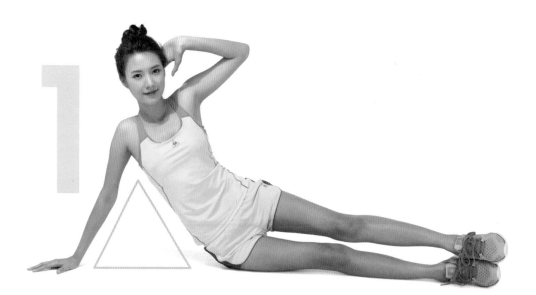

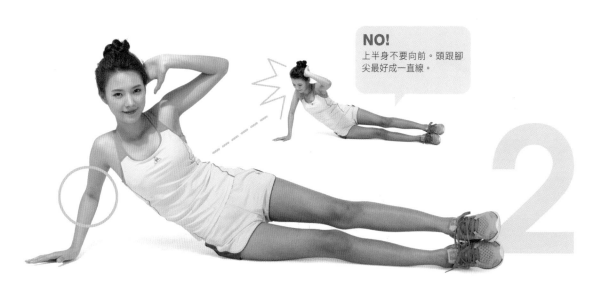

NO!
上半身不要向前。頭跟腳尖最好成一直線。

1 單手撐著地板,另一隻手扶著頭,側著身並把腳伸直。
手臂、側腰與地板必須成一個三角形,手臂與側腰都必須打直。

2 撐著地板的那隻手彎曲後再伸直。
手臂彎曲、伸直時側腰也會跟著收縮跟伸展,這樣可以強化側腰的肌力,也能夠消除贅肉,同時雕塑線條。

即使長得一樣，身材還是會影響個人的形象。無論臉蛋再怎麼漂亮，身材要是一直線的話，那就只是個漂亮的少女而已。側腰的線條要是溫柔的曲線，才能營造出真正性感又美麗的「女人」形象。一起打造穿輕飄飄的連身洋裝時，能夠讓你更加耀眼的纖細側腰曲線吧。

★請在做完第1至19天的運動後再開始。

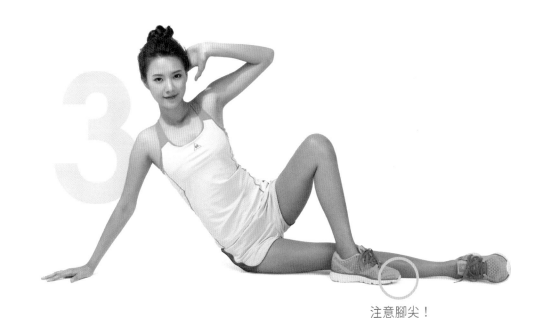

注意腳尖！

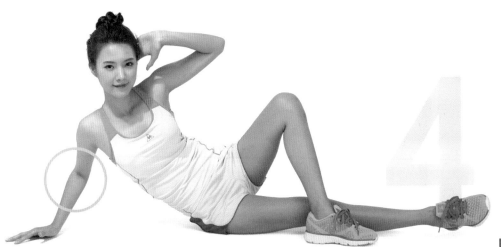

步驟1~4
重複8次

翻頁去做
下半身運動

3 回到步驟1的姿勢，單腳屈起，
—— 腳掌踩在另一隻腳前面。
　　腳尖要向著另一隻腳的腳掌。

4 撐著地板的手
—— 彎曲再伸直。
　　換個方向，再做一次同樣的動作。

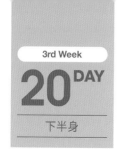

打造完美的蜜大腿
側弓箭步

運動部位	運動強度	運動種類
大腿	弱 ●—●—●—強	TRX

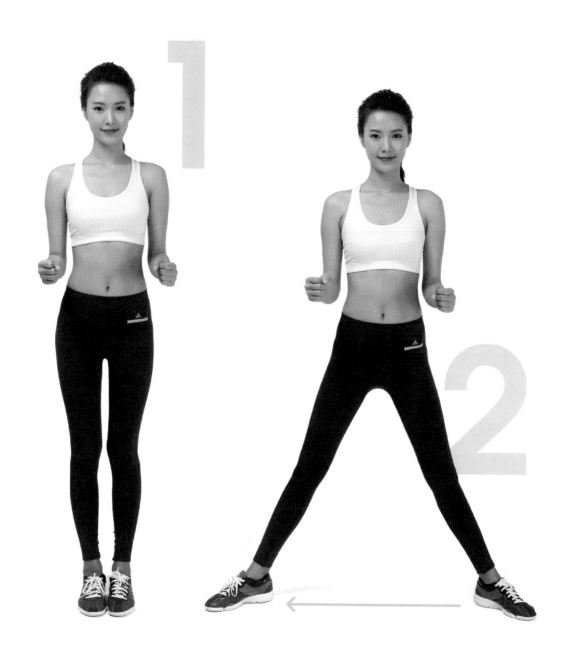

1 雙腳併攏站直，手臂向前抬起。

2 單腳往旁邊跨出一大步。

對有在健身的人或是藝人有運動習慣的人之間，TRX是相當受歡迎的運動！真的有值得一試的魅力。今天就來試做雕塑大腿側面線條的TRX動作吧。簡單來說，這其實就是側弓箭步的動作。原本TRX必須要用專用吊繩利用阻力運動，所以跟一般的弓箭步動作會有一點不一樣。

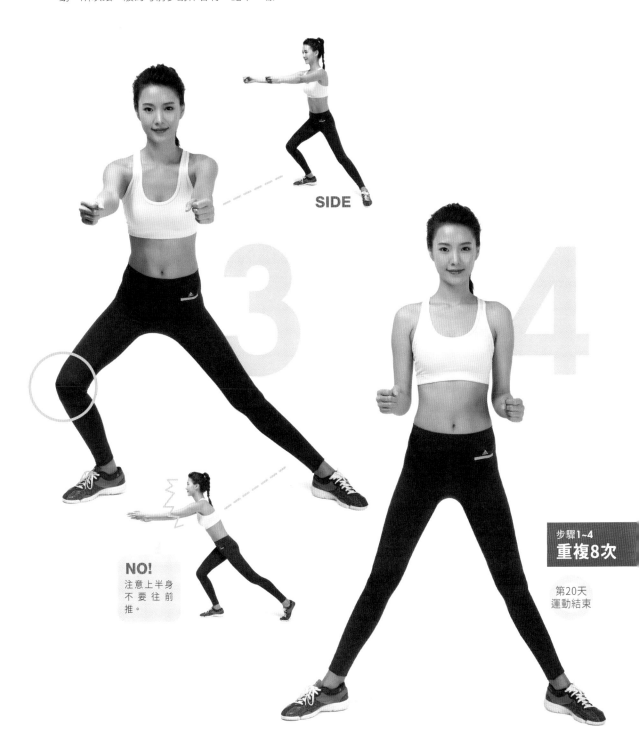

SIDE

NO!
注意上半身
不要往前
推。

步驟1~4
重複8次

第20天
運動結束

3 手臂向前伸出去，並彎曲往旁邊
—— 跨出去的那隻腳的膝蓋。

4 膝蓋重新打直，回到原本的位置。
—— 換一隻腳做同樣的動作。

舒緩一星期的疲勞
腳趾鋼琴

運動部位	運動強度	運動種類
腳掌	弱 ●━━●━━◉━━● 強	赤腳運動

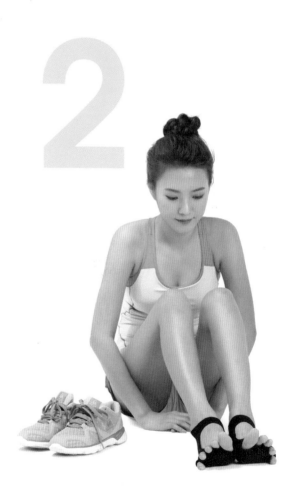

1 坐在地板上，把腳趾張開。

2 彎曲小趾去碰地板。
不可以從大腳趾開始動作，
一定要從小趾開始！

以前電視上曾經播出李孝利用腳趾去捏旁邊的人的畫面，這表示她的腳趾關節非常有力。我們要不要也來讓僵硬的腳趾關節變柔軟呢？試著用腳趾彈鋼琴吧。一開始可能會有點困難，但只要持續練習，每個人都能做到喔。如果能夠自由地運動腳趾、舒緩腳底疲勞的話，身體的疲勞也能自然消除。

★ 請在完成第1至20天的運動後再開始。

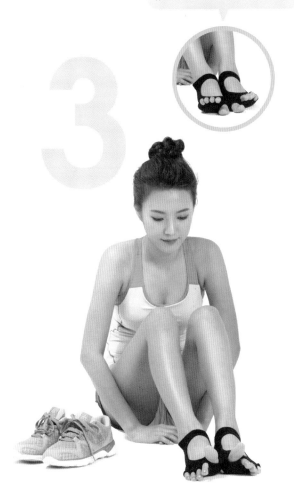

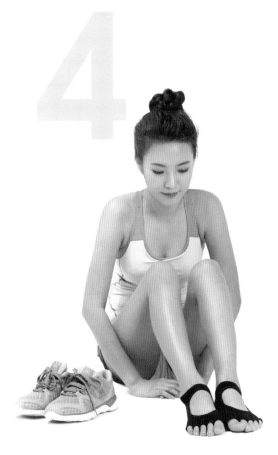

NO!
不可以只動大腳趾，也不可以所有腳趾一起動作，一定要分開來動作！

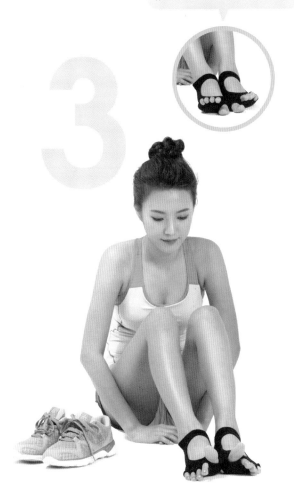

步驟1~4
重複8次

翻頁去做
下半身運動

3 依序用第四根、第三根、第二根
—— 腳趾去碰地板。
　　想像著用腳趾彈鋼琴的樣子！要是不順利，就用手輔助讓腳趾一根一根碰地面。

4 最後用大腳趾去碰地板。
—— 也可以兩隻腳分開來執行喔。

115

一定要用開心的江南Style！
Psy的騎馬舞

運動部位	運動強度	運動種類
大腿／骨盆	弱 ●─●─●─● 強	拉丁舞

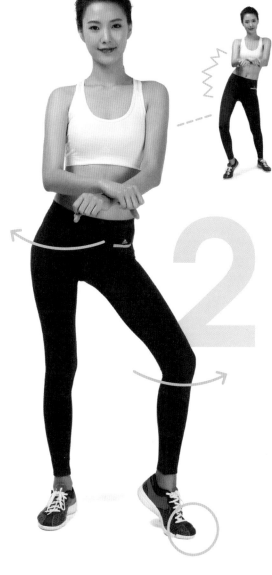

NO!
肚子不可以往前推，要感覺
骨盆是往旁邊推出去的！

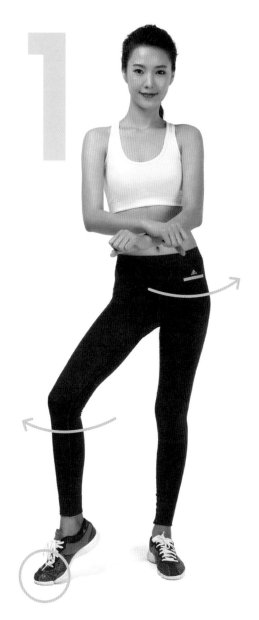

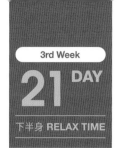

1 雙手放在前面交錯，骨盆往旁邊推出去，
相反邊的那隻腳則往外轉，
並用腳尖輕點著地板。

2 換個方向，
骨盆推出去之後相反邊的腳往外轉，
腳尖輕點地板。

開始覺得運動很無聊了吧？今天就用Psy的「江南Style」來擺動身體，甩開無聊感吧。拉丁舞裡面，有跟Psy的騎馬舞一樣的動作。一邊揮動手臂，一邊輕輕地放鬆骨盆吧。重點是一定要開心！享受！有趣！要像有氧運動一樣激烈！

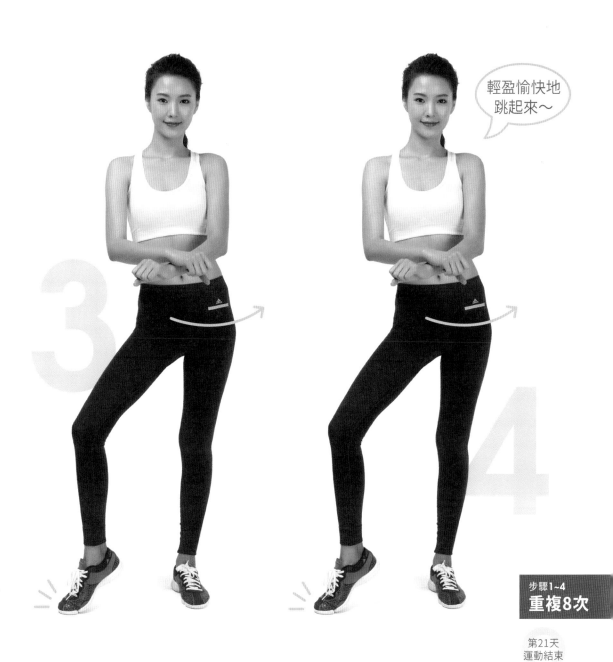

輕盈愉快地
跳起來～

步驟1~4
重複8次

第21天
運動結束

3 再換一次方向。

4 再做一次相同的動作，
但要跟步驟3同一個方向。
重點就是同一個方向要做兩次。
接著換邊，把所有動作串聯起來。

Q&A
毫不留情的瓶頸期

Q 可能是因為我意志力太薄弱了，
　每次開始運動到了第三個星期就會放棄。

到了第三個星期，幾乎所有的人都會遭遇瓶頸期。第一週懷抱著夢想與希望且很有動力，第二週感覺到瘦了一點，所以會很有趣，但到了第三週會發現瘦下來的速度沒有想像中快，很多人因此而挫折。會想說「這次果然也不行……」其實不是只有你這樣，是所有人都這樣。

即使是很積極管理身材的藝人，也是運動到了第三週會開始偷懶個一、兩天。以身體的系統來說，到了第三週的確是停滯期，沒有任何變化當然會覺得膩。不過只要承認原本就是這樣，就不會那麼心煩意亂了。有解決方法嗎？當然就是忍耐！

只要安慰自己說並不是只有自己這樣，然後再稍微堅持一下。偶爾耍耍小聰明也沒關係，偷懶個一、兩天再繼續運動吧。只要能撐過這個時期，就會驗證蹲得越低跳得越高這句話，在第四週獲得更明確的成果。

Q 我一開始很認真，但卻漏掉幾天沒運動。
　這樣需要提升強度補回來嗎？

漏掉的日子就毫不留戀地忘了它吧。假裝什麼事都不曾發生，從停下來的那天開始把進度補回來。很多人擔心運動過程中如果受各種因素影響而中斷，就必須要從頭開始。所以也很容易因為「唉唷，真是白辛苦一場！」的心態而中途放棄。

不過只要持續運動，即使中間暫時停了一陣子，身體也不會瞬間恢復原狀。即使沒運動時稍微胖了一點，只要重新開始運動，達到目標的速度會比剛開始運動時更快。

所以藝人們在開始拍攝工作前，都會趁有空的時候認真運動。活動期間忙碌的行程，會讓他們幾乎沒有時間運動。但只要提前運動，即使稍微有點空白期，身材也不會有太大的改變。即使稍微放了一點，之後也很容易恢復。所以想得簡單點吧，停下來只要重新開始就好。

Q 自己一個人運動有點無聊。

想放棄的時候就看看鏡子，然後稱讚鏡子裡的自己。稱讚他撐到這裡很棒、很美，好好稱讚一番。接著再鼓勵他稍微再加點油、打起精神來，試著跟鏡子裡的自己對話，會神奇地發現這種心情獲得控制喔。

Q 如果想瘦上半身，
　真的就一定要好好保養腳嗎？

Yes！如果希望上半身又美又端正，那就必須好好照顧腳。就像施工的時候都要先把地挖開，打下穩固的地基之後，上面的建築才能蓋得端正穩固一樣。不過很多人都會疏忽下半身，只關心比較容易被注意的上半身，但大家知道嗎？手腳冰冷其實也是受到腳的影響喔。

腳趾必須健康，所有的關節才會健康。所以鍛鍊腳趾關節，讓每一隻腳趾能夠自由動作是非常重要

的。腳要是太過疲勞，全身也會跟著疲憊無力，所以有空時一定要做一下腳底按摩，舒緩腳的疲勞！幫腳去角質也很重要。這不是為了美容，而是為了健康。角質會影響血液循環，所以去除腳的角質，還有消除頭痛、讓思緒變清晰的效果。

建議也穿上鞋底比較軟的鞋子，讓腳可以舒適地走路。腳必須要健康，脊椎才會正，上半身的線條才會美麗，別忘了喔。

Q 我在家經常會做仰臥起坐，
　但總覺得肚子好像越來越大。

仰臥起坐是強化腹直肌的運動，簡單來說就是打造六塊肌的運動。做太多腹直肌運動會給腰帶來負擔，反而會使肚子越來越大。比起六塊肌，女生更想要的是扁平的肚子，所以我 不建議做太多仰臥起坐。

Q 運動完後會因為肚子餓而吃太多。

你應該很明白想吃的時候不吃，結果反而會吃更多這件事吧？ 所以就盡情吃，不要讓自己有壓力，吃過之後再認真運動吧。這樣也能夠好好管理身材喔。

不過，吃得比平時更多的時候，隔天就要提升運動強度。只要把強度提升到平時的兩倍 就好。提升到兩倍以上會對關節造成太大的負擔，要注意喔！
一天吃太多，也可以建議找一天做間歇性斷食。不需要因為覺得「媽啊！今天又失去理性吃太多了」而太過自責。既然都吃了，下次稍微調整一下份量就好。我也想推薦大家試試不要習慣性地吃飯，只有肚子餓的時候再去吃這個方法。通常到了吃飯的時間，即使肚子不餓我們還是會去吃飯。但事實上不必每餐都吃也沒關係，養成肚子餓時再吃飯的習慣，就可以減少不必要的進食量。

Q 女生對腹肌不太感興趣，
　一定要做腹肌運動嗎？

不分性別、年齡都要鍛鍊腹肌。前面也說過，腹部扮演穩定身體中心的角色，可以說是管理身材的基礎。而且身體的中心必須要有力且穩固，這樣脊椎才能夠站得直。脊椎要是不夠直，背自然也會跟著彎曲，進而讓身材走樣。

而且腹肌運動可以讓人變得很性感！六塊肌以及川字腹肌讓我的身材健康又有彈力，X字腹肌更能讓肚子變扁平。認真做腹肌運動，就能像李孝利那樣擁有長長的肚臍喔。穿比基尼時露出空空如也的肚子，不覺得很無趣嗎？

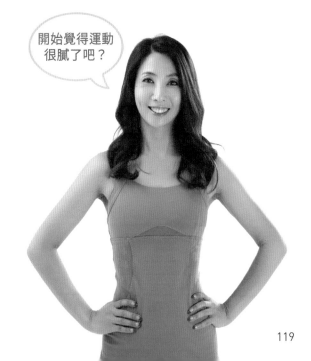

開始覺得運動很膩了吧？

119

Q&A
如何解決對下半身自卑的問題

Q 很認真做腿部運動，但腿卻一直瘦不下來，
反而是屁股有點縮下去了。

集中運動小腿或大腿的時候，反而可能讓臀部縮下去。所以在鍛鍊腿的時候，一定要搭配臀部運動一起。尤其大腿與臀部可說是一組的，最好是一起鍛鍊。

Q 我上半身很瘦，但下半身卻很厚實，
好有壓力。

韓國女性大部分都對下半身很自卑，尤其對大腿尺寸很敏感。一方面是因為坐式生活過久了，下半身當然會比較胖，但其實跟西方人相比，東方人的大腿的確比較粗，小腿也比較短。

不過這並非是絕對的缺點。西方人反而認為鍛鍊大腿肌肉很重要。因為他們知道，大腿必須有彈性，身體才能夠穩定動作。而且大腿豐滿才是性感的象徵，所以他們反而很羨慕大腿很粗這件事。因為跟東方人相比，他們的大腿天生就比較細，所以也會更努力地鍛鍊大腿肌肉。

所以請對自己的身材更有信心吧。不要因為大腿粗而有壓力，只要好好運動，讓天生的結實大腿變得更美就好。

Q 做蜜大腿運動會不會讓大腿變得太粗？

我們常說的蜜大腿，是指圍繞著大腿的前、後、內、外肌肉都很發達的意思。所以蜜大腿不是大腿又粗又大，而是 整體圓潤，才能稱為是真正的蜜大腿。當然，這只是讓大腿的樣子更美，絕對不會讓大腿變粗。

從這點來看，演員孔曉振就是靠大腿運動，打造出非常均衡的美麗大腿呢。只要好好雕塑大腿線條，臀部也會自然上提。而且大腿必須有適度的肌肉，如果大腿沒有肌肉，就會加重小腿的負擔，反而使小腿變粗。

Q 要穿怎樣的衣服才能讓下半身看起來很美？

能夠凸顯下半身線條的衣服，當然是緊身褲了。不過緊身褲會壓迫肌膚，對健康不太好，但也無法不穿這美麗的小傢伙……這樣的話就只能努力彌補了！

穿緊身褲的時候，要用站浴、淋浴、按摩等方式盡量舒緩疲勞，也要做伸展來舒緩雙腳的疲勞！大家也要記得，穿緊身褲的時候臀部稍微往後推，屁股看起來就會更翹，牛仔褲廣告裡經常有這樣的姿勢。想要凸顯大腿線條時，建議穿貼身的緊身褲，或是長度約到膝蓋上方10公分的迷你裙。

Q 可能是因為我骨架比較大，

就算體重變輕也感覺沒有比較瘦。

骨架比較大的人即使體重變輕，瘦的感覺也不會像骨架小的人那麼明顯。這的確是天生體型造成的限制，但抱怨、不滿都是浪費時間！

骨架比較大的人，可以透過伸展讓身體變得柔軟一點，這樣身材的線條才會變柔和。穿上較有女人味的衣服，讓自己散發溫柔的氣息也是一個方法！

骨架大的人大多都對這點很自卑，但其實骨架大的人才更健康。因為骨頭很結實地支撐著身體，也就表示身體健康且均衡。要有自信一點喔！

Q 要穿怎樣的比基尼才是最性感的？

這麼用心管理身材，現在終於可以好好展現一番了！只要有跟著本書的運動規劃好好運動，穿什麼比基尼都會很美。而且你知道嗎？最能夠襯托身材得並不是比基尼，而是連身式泳裝！007系列裡的龐德女郎，大多都穿連身泳裝而非比基尼。穿上連身泳裝後，腰部線條便一覽無疑。比起分散視線的比基尼，連身泳裝更能讓人的視線集中到腿部，也因此並不像大家想的那樣可以遮掩身材。

反而是要有好身材的基礎，才能夠把連身式泳裝穿得很美。今年夏天就用連身式泳裝，好好展現你的性感美如何？

Q 有哪位藝人值得當成運動的目標呢？

仔細觀察會發現，孫藝珍的身材很美。她是天生線條就美，後天透過運動管理身材的好例子。藝珍很認真管理身材，沒有行程的時候會每天運動呢。陳在英也非常認真運動，甚至拿到皮拉提斯的證照了喔！運動超過10年的全道嬿也維持著結實美麗的身材，會讓人懷疑她是不是真的生過小孩。不過這些都不是憑空出現的，自然是付出了相應的努力。

全智賢、金喜愛等人都很適合當成努力的目標。年紀大背開始長出贅肉之後，要瘦下來就會非常困難，不過她們至今仍維持背部沒有一絲贅肉的美妙身段。想想年僅20多歲的偶像都很少有人的背這麼美，就會知道40多歲的她們還能維持這種身材真的很了不起。

不過 目標始終只是目標！只要把她們的努力當成目標就好，不需要跟其他人比較。有了比較的目標就會焦急，對運動一點幫助也沒有。瘦身如此，人生的每件事情都是如此。

每個人天生的條件都不一樣，不要想「像某人一樣」，專心在現在的「我」身上吧。把「今天的我」當成競爭對手，為了實現最適合自己的目標而努力。這樣瘦身肯定會成功！

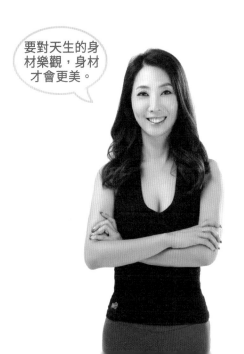

要對天生的身材樂觀，身材才會更美。

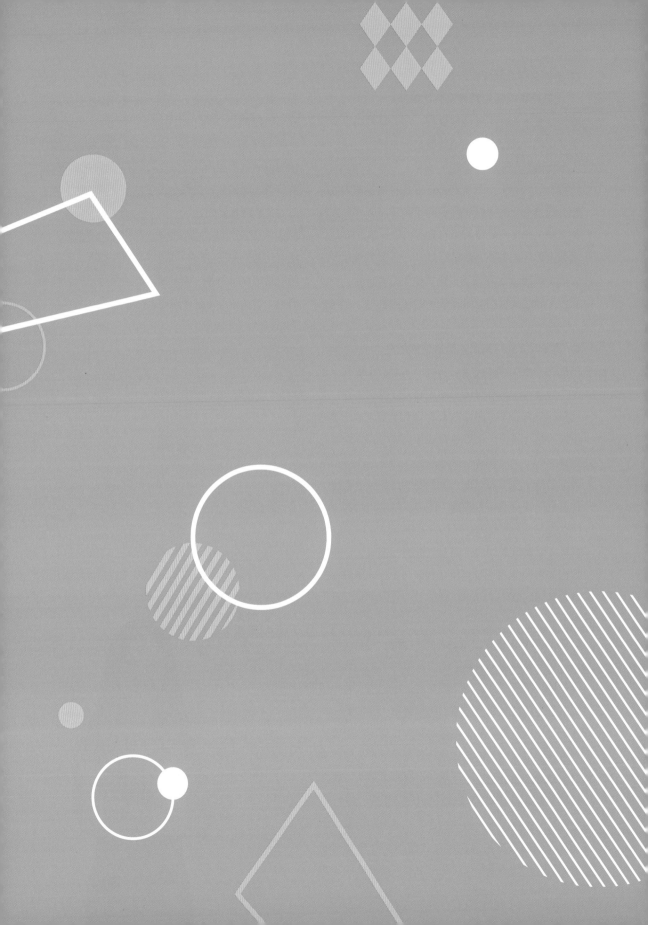

4th

WEEK 22~28 DAY

30天居家健身第四週

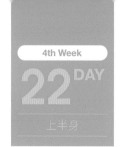
像人魚公主一樣纖細的腰身
美麗人魚

運動部位	運動強度	運動種類
側腰	弱 ●─●─○─●─● 強	皮拉提斯

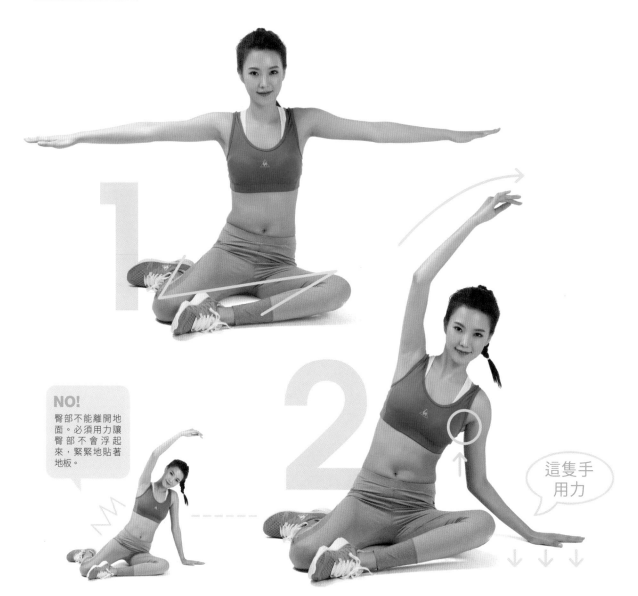

NO!
臀部不能離開地
面。必須用力讓
臀部不會浮起
來，緊緊地貼著
地板。

這隻手
用力

1 坐在地上，一腳在前一腳在後，
雙手往左右兩邊平舉。
腳要呈現Z字型，
兩邊的臀部都必須要碰到地板。
經常做這個動作，
有助於矯正骨盆和脊椎。

2 單手撐著地板，手肘微彎，另一隻手高舉過
頭，身體往側邊彎以伸展側腰。
手掌出力去推地板支撐身體，手往上伸直時，
反對邊腳的膝蓋不能跟著往上抬，必須盡量往下
壓。用把腋下抬起的感覺用力將手伸直。

這是個像人魚公主一樣，坐著伸展側腰的運動。可以消除被擠出來的贅肉，讓側腰的線條更平滑。這個動作同時也能確認骨盆的狀態。用人魚公主的姿勢坐著時，左右兩側的臀部如果沒有都貼在地板上，就表示骨盆可能前傾或是歪斜，也有可能是脊椎側彎。

★請在完成第1至21天的運動後再開始。

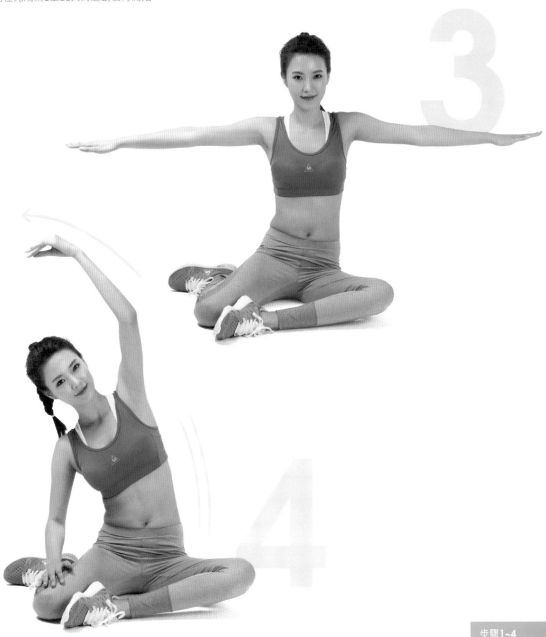

3 回到一開始的姿勢。

4 雙手交換，
繼續伸展側腰。
前後腳交換之後再
繼續做同樣的動作。

步驟1~4
重複8次

翻頁去做
下半身運動

外在纖細，內在有彈性
抬腳伸展

運動部位	運動強度	運動種類
大腿／腹部	弱 ●━━●━━━● 強	芭蕾

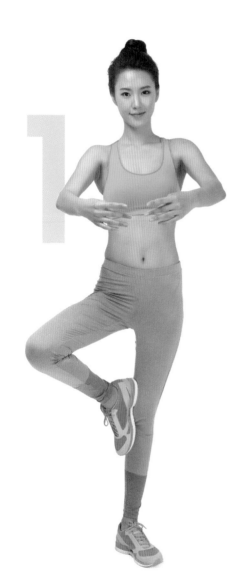

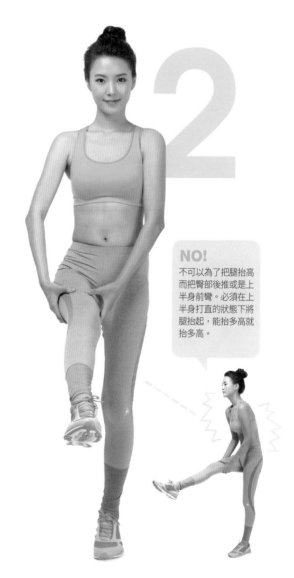

NO!
不可以為了把腿抬高
而把臀部後推或是上
半身前彎。必須在上
半身打直的狀態下將
腿抬起，能抬多高就
抬多高。

1 單腳站在地板上，另一隻腳膝蓋屈起，
撐在踩在地板上的那隻腳上。
抬起的腳掌只要微微靠在另一隻腳上就好。
不可以把體重完全放在支撐腿上。
手則要像芭蕾舞者一樣，漂亮地收攏在前面。

2 雙手扶住抬起的那隻腳，讓腳往前伸直。
腳不要抬高到超過90度，可以抬多高就抬多高。
用大腿後側的肌肉去把腿抬起來！腹部必須用力，
身體才不會晃動。

這是芭蕾的踢腿動作（Passe Developpe）。看起來雖然簡單，其實並不容易。這是個以單腳為支撐，另一隻腳在空中彎曲、伸展的動作，可以讓大腿內側的肌肉更緊實，打造出沒有贅肉的纖細大腿。也可以鍛鍊腿部肌力，讓我們擁有健康美。

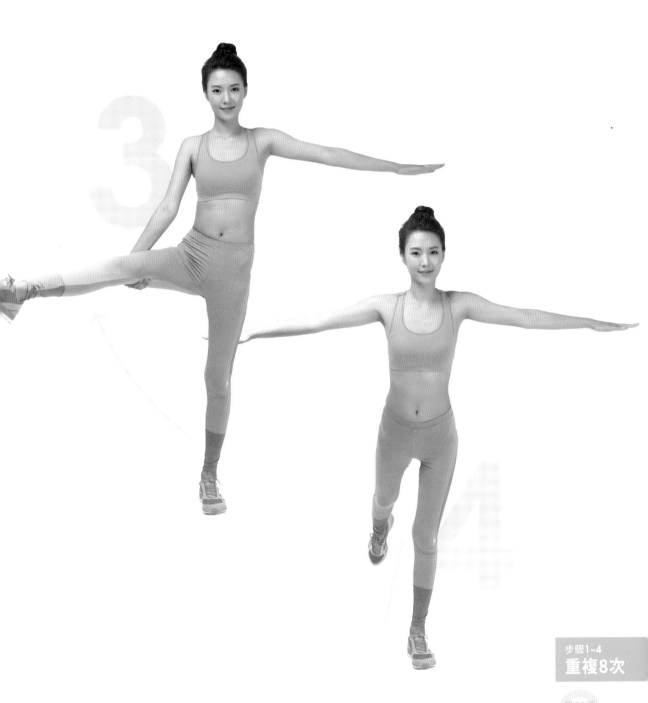

步驟1~4
重複8次

第22天
運動結束

3 回到步驟1的動作。用手抱住腿，接著腿往旁邊踢。
一隻手臂往旁平舉以維持身體平衡。

4 回到步驟1的動作，接著再將腿往後踢。
雙手往左右兩側平舉，維持身體平衡。

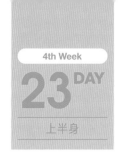

打造想擁抱的上半身
側抬腿上踢

運動部位	運動強度	運動種類
側腰／腹部／手臂	弱 ●—●—●—●● 強	芭蕾

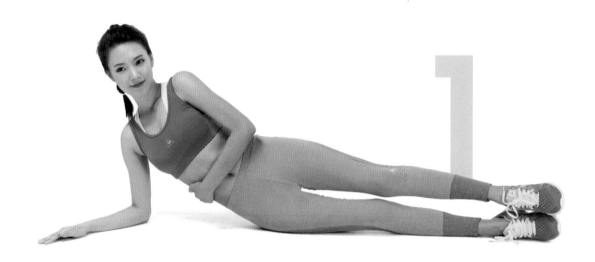

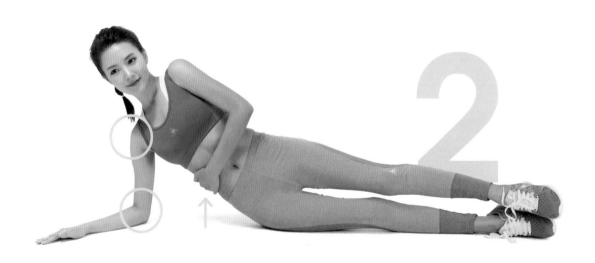

1 側躺下後單手手肘撐著地板，
另一隻手扶著側腰。

2 用扶著側腰的那隻手把腰往上推。
重點是在側腰懸空的狀態下持續支撐。
這個過程就是一個高強度的側腰運動，
這時肩膀跟手肘必須呈一直線。

今天讓我們來做雕塑上半身身型的運動。因為是個抬腿的動作，所以乍看之下會以為是腿部運動，但請大家記得，身體是有機連結的。透過腳的動作達到腹部運動，同時也透過側身把身體撐起的動作，運動到側腰和手臂。結論是，有運動到的部位就會瘦囉。

★ 請在完成第1至22天的運動後再開始。

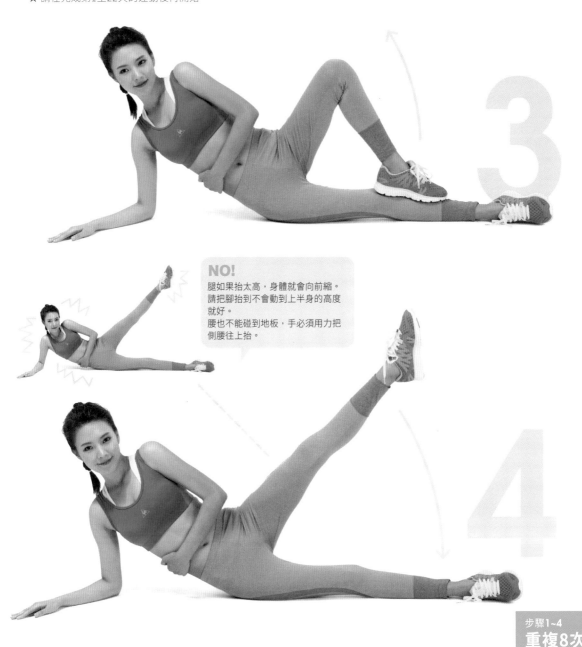

3

NO!
腿如果抬太高，身體就會向前縮。
請把腳抬到不會動到上半身的高度
就好。
腰也不能碰到地板，手必須用力把
側腰往上抬。

4

步驟1~4
重複8次

3 在側腰懸空的狀態下
— 單腳膝蓋屈起。
肩膀必須盡量挺起。

4 彎曲的那隻腳往天花板上
— 踢再放下。
用把腳抽起來的感覺盡量將腳往上踢。
腳伸直、彎曲的時候，
可以運動到腹部的X字肌肉。
單邊做完之後換個方向再做一次。

翻頁去做
下半身運動

線條與眾不同的豐滿臀部
交叉平衡弓步蹲

運動部位	運動強度	運動種類
臀部／大腿／腰部	弱 ●━━●━━○━━● 強	TRX

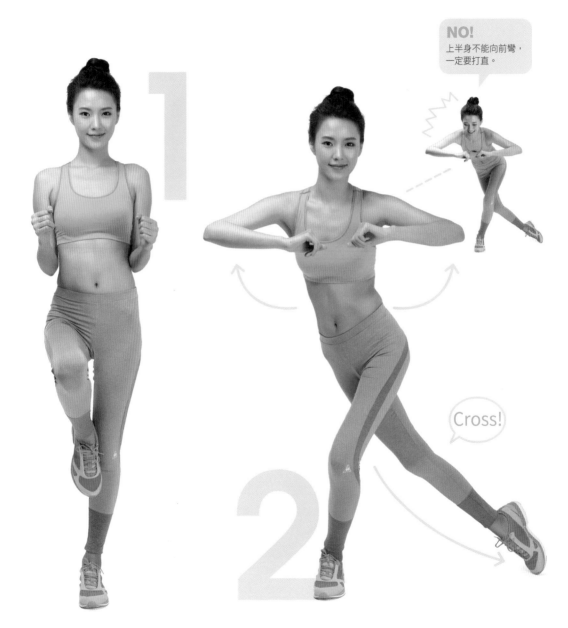

NO!
上半身不能向前彎，
一定要打直。

Cross!

1 單腳站立，另一隻腳膝蓋
抬起成90度彎曲。
雙手抬起，夾在身體兩側。

2 抬起的那隻腳膝蓋
伸直往斜後方伸直出去。
手臂維持彎曲的狀態，往左右兩邊打開
至與肩膀同高，上半身要向著正面。

重複這個腳往斜後方伸出去的動作，就能夠讓身體往更多不同的方向運動，看起來會更豐滿。同時大腿也能往斜線方向運動，雕塑出更光滑的線條，更有幫助骨盆閉合的效果。甚至還可以讓腰更纖細喔！對女性來說是非常好的運動呢。

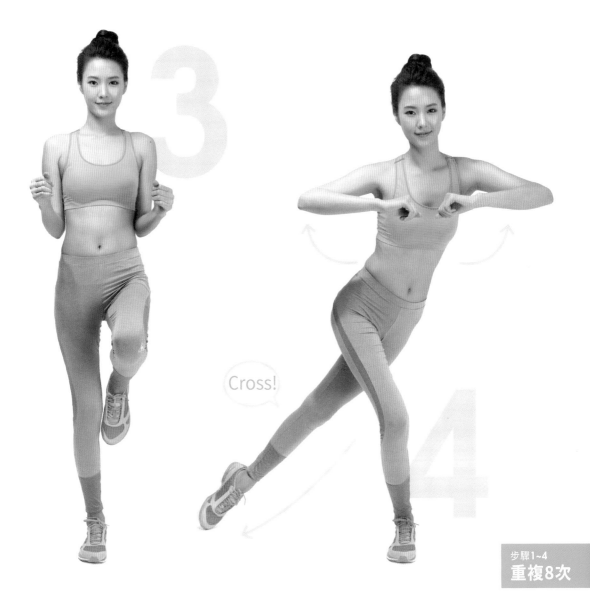

Cross!

步驟1~4
重複8次

第23天
運動結束

3 換一隻腳，
做出跟一開始一樣的動作。

4 膝蓋伸直，
腳往斜後方伸出去。
左右兩個方向要連續做。
做動作的時候注意上半身不要晃動。

腹部有彈性，側腰凹凸有致
側抬腿前後踢

運動部位	運動強度	運動種類
腹部／側腰	弱 ●─●─●─●─● 強	皮拉提斯

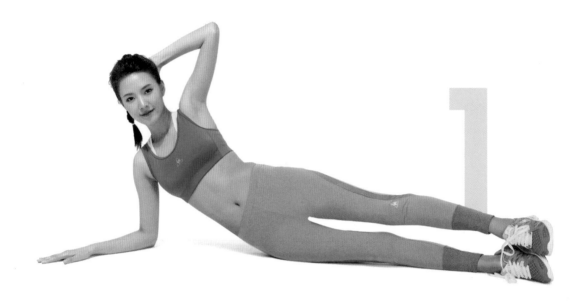

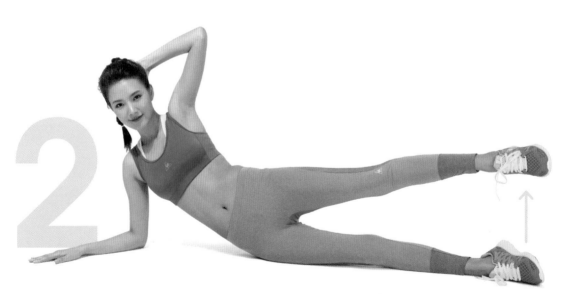

1 側趴在地板上，
單手手肘撐地把上半身撐起，
另一隻手扶著頭。

2 維持這個姿勢，
並將在上面的那隻腳往上抬起。

昨天的動作是側躺抬腿，今天的動作就是側躺前後踢腿。這個動作可以集中鍛鍊側腰與腹部，不僅能夠讓腹部贅肉消失，也可以讓側腰線條更美，一起來前後用力踢，一、二！一、二！

★ 請在完成第1至23天的運動後再開始。

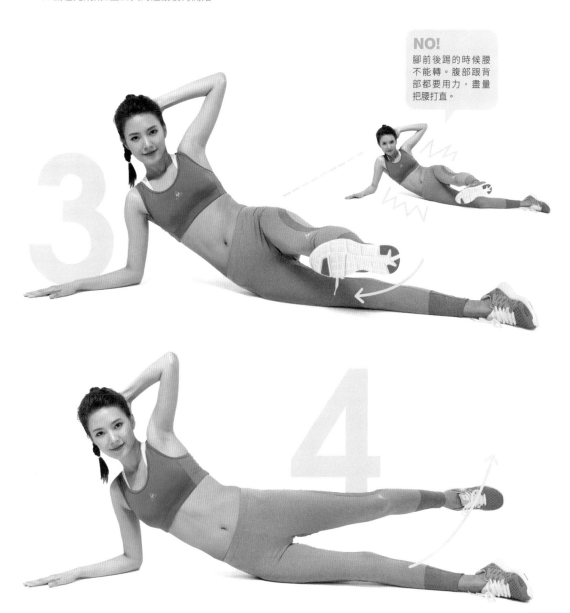

NO!
腳前後踢的時候腰不能轉。腹部跟背部都要用力，盡量把腰打直。

3 將抬起的那隻腳腳踝往前拉，
用力向前踢出去。

4 抬起的腳腳背下壓，
用力往後踢。
腳前後踢的時候腹部必須用力讓身體不會晃動。
這個支撐的過程可以鍛鍊腹部的X字腹肌，
讓腹部更加扁平。做完之後就換個方向再做一次。

步驟1~4
重複8次

翻頁去做
下半身運動

大腿橘皮組織熊熊燃燒
單腳蹲

運動部位	運動強度	運動種類
大腿／臀部	弱 ●—●—●—○—● 強	TRX

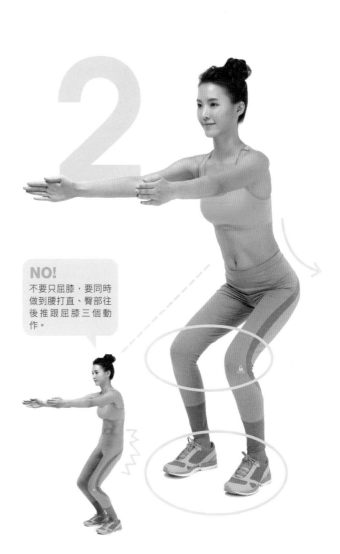

NO!
不要只屈膝，要同時
做到腰打直、臀部往
後推跟屈膝三個動
作。

1 雙腳站開與肩同寬，雙手向前平舉伸直。

2 上半身打直，臀部慢慢向後推，
同時膝蓋慢慢彎曲。
到這裡都是一般的深蹲動作。
膝蓋彎曲但不要超過大腳趾，
如果膝蓋太彎運動效果會不好，也很容易受傷。

這是下半身運動的經典，深蹲（Squat）的TRX版本，可以縮小大腿的尺寸，也能夠讓臀部跟腿部的線條更有彈性。不過動作不簡單喔！會感覺到大腿內側與支撐腿抖個不停。不過效果也非常好！慢慢完成動作，把大腿上的橘皮組織燃燒殆盡吧。

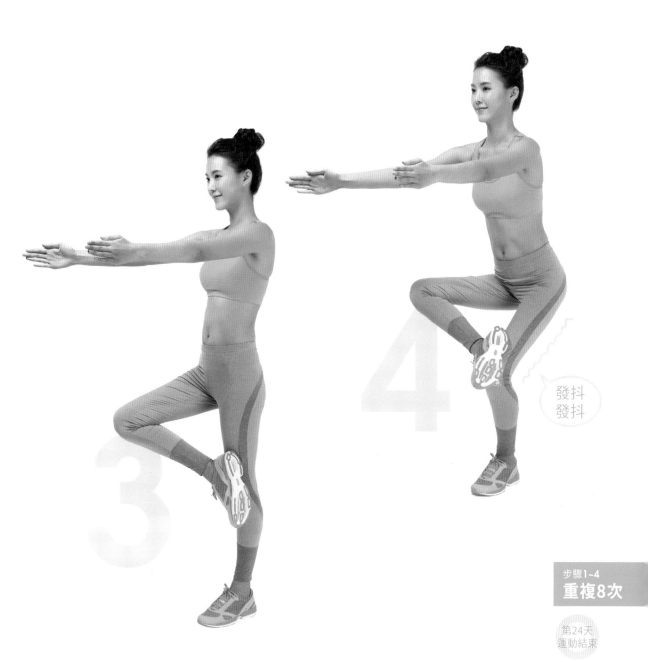

發抖
發抖

步驟1~4
重複8次

第24天
運動結束

3 腳伸直之後單腳輕
—— 靠在另一腳的膝蓋上。
腳不要完全壓在膝蓋上，
只要輕靠就好。

4 維持腳靠在膝蓋上的姿勢彎曲膝蓋。
—— 單腳深蹲的動作比步驟2的深蹲強度更高，
燃燒熱量也更有效率。這個動作也可以更
仔細地雕塑大腿線條。一邊感覺大腿被拉扯，
一邊慢慢完成動作吧。

不害怕夏天！
側臥抬腿

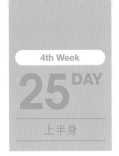

運動部位	運動強度	運動種類
腹部／側腰	弱 ●—●—●—○—● 強	健身

NO!
腰要打直，避免上半身和骨盆向前傾。手臂也要盡量打直，避免角度歪掉。

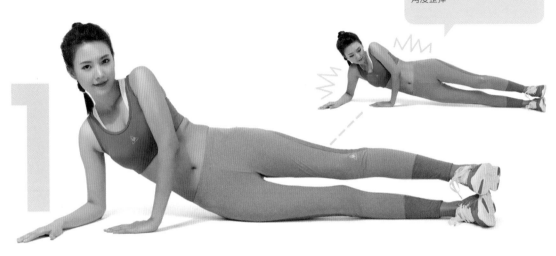

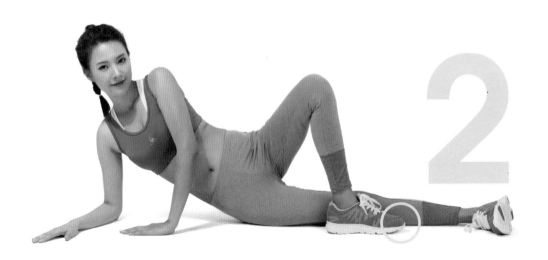

1 側躺下來，單手手肘與另一隻手的手掌撐著地板支撐身體，將上半身往上撐起。

2 上面那隻腳膝蓋彎曲，踩在另一隻腳的膝蓋前面。
彎曲腳的腳尖要朝向側面，盡量讓腳掌呈水平。

運動強度漸漸提升了。強度提升的同時，身體線條也更有彈性了喔！雖然是跟昨天很像的側躺動作，不過腿部的動作更劇烈了。感覺腹部跟側腰的肌肉緊繃，用力撐住吧。因為是高強度動作，所以身體會抖個不停，但享受那一刻的你就是今年夏天的贏家！

★ 請在完成第1至24天的運動後再開始

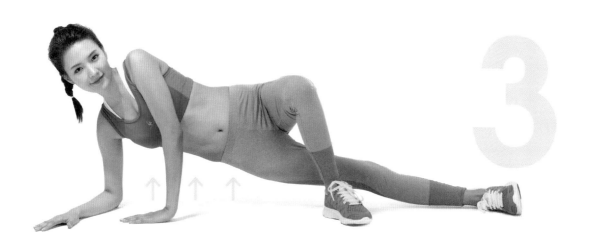

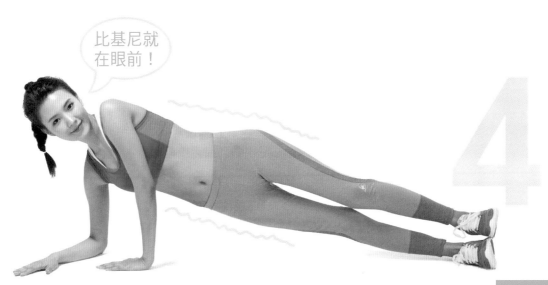

比基尼就在眼前！

步驟1~4
重複8次

翻頁去做
下半身運動

3 雙手用力把上半身完全撐起來。
—— 腹部也要用力，
　　就會感覺到側腰的肌肉非常緊繃。

4 將彎曲的腳伸直。
—— 換個方向再做一次。

打造纖細光滑的小腿
下壓弓箭步

運動部位	運動強度	運動種類
大腿／小腿	弱 ●—●—●—●—● 強	健身

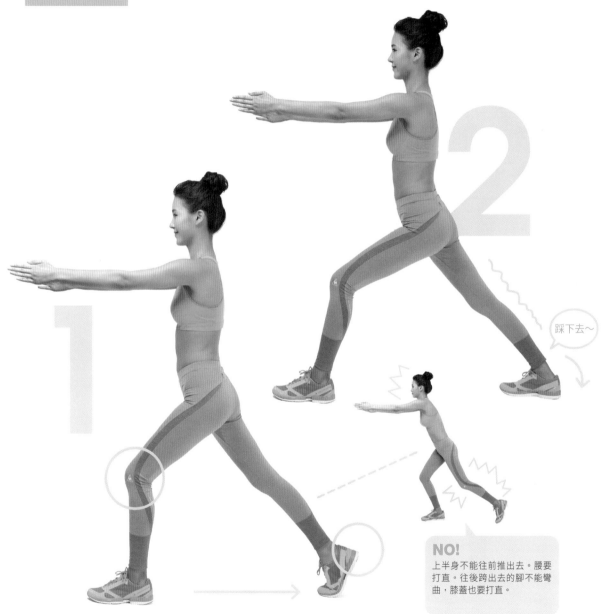

踩下去～

NO!
上半身不能往前推出去。腰要
打直。往後跨出去的腳不能彎
曲，膝蓋也要打直。

1 面向前方站好，
單腳往後跨出去，
前腳膝蓋微微彎曲。
這時候後腳的腳跟要抬起離地。

2 往後面跨出去的那隻腳整個踩在地板上，
並支撐3秒。
必須感覺到小腿肌肉伸展才行。
上半身要保持垂直不動！

像乾枯樹木一樣只是細的小腿一點魅力也沒有，要接續大腿性感的線條，柔和且修長才會散發充滿女人味又性感的氣息。一起來雕塑大腿與小腿的線條吧。

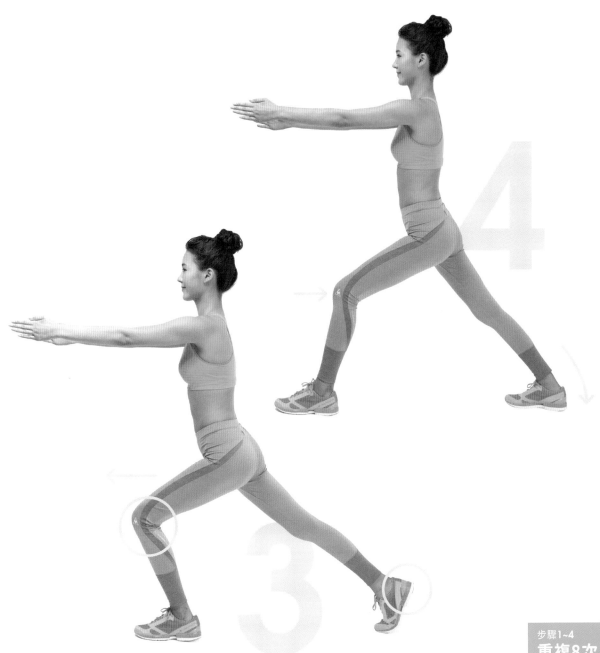

3 後面那隻腳的腳跟微微抬起，
— 並將重心放在前腳大腿上，
　接著微微彎曲前腳。
　要明確感覺到小腿的伸展，
　並且慢慢將重心移到前腳上。
　這時身體的高度不能比步驟2的時候更高。

4 回到步驟2的姿勢。
— 腿往後伸出去並伸展小腿的動作
　要重複4次。每一次做的時候
　腳都要比前一次更彎一點，
　讓身體的高度越來越低。

步驟1~4
重複8次

第25天
運動結束

擁有名人級的身材
前拉腿

運動部位	運動強度	運動種類
腹部/背/肩膀	弱 ●—●—●—●● 強	皮拉提斯

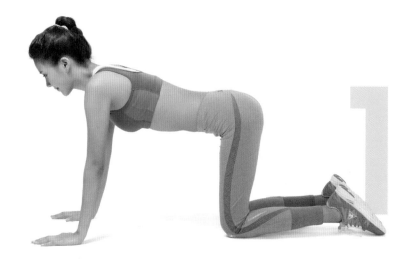

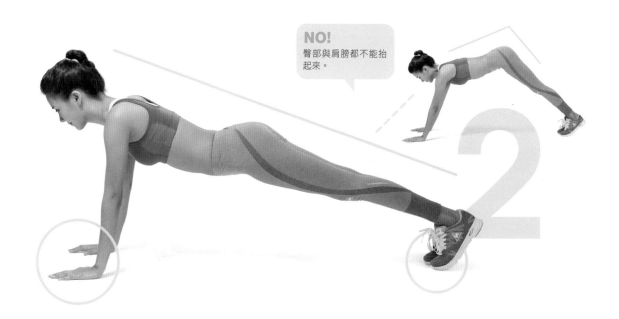

NO!
臀部與肩膀都不能抬起來。

1 雙手撐著地板,
膝蓋跪地。

2 雙腳往後伸直,
用雙手與腳尖支撐身體。
腳尖踩著地板,腹部用力不要讓臀部翹得太高。
上半身與臀部、腿要完全成一直線。

今天來做向前趴下，以腳尖和手掌支撐身體的前拉腿（Leg Pull Front）動作。藉著反覆支撐、休息、支撐的過程，可以讓腹肌得到強化。而且不是只會瘦肚子，還能夠鍛鍊出像明星拍雜誌內頁一樣的精實腹肌。還有雕塑背部整體線條的效果，更能夠幫助改善肩膀內扣的問題，讓體態更美。

★ 請在完成第1至25天的運動後再開始。

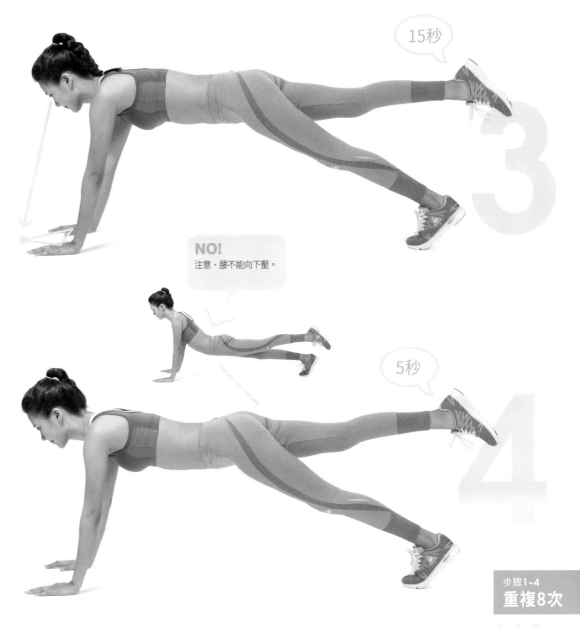

15秒

3

NO!
注意，腰不能向下壓。

5秒

4

步驟1~4
重複8次

翻頁去做
下半身運動

3 單腳抬起並支撐15秒。
—— 視線要看著前方的地板，視線的集中點
最好能剛好與雙手形成一個正三角形。

4 腳放下後休息10秒，
—— 接著再把同一隻腳抬起來並支撐5秒。
接著換另外一隻腳重複同樣的動作。

光滑圓潤的大腿終結者
芭蕾跳

運動部位	運動強度	運動種類
大腿	弱●─●─●─●強	芭蕾

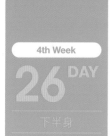
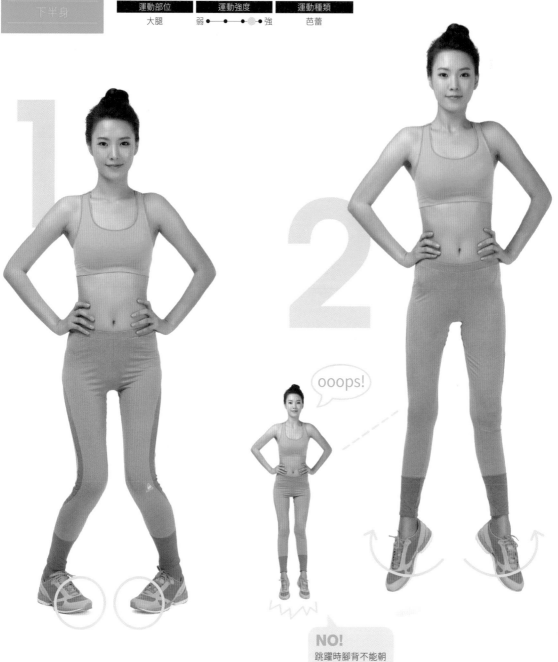

ooops!

NO!
跳躍時腳背不能朝
向前面。

1 雙腳腳尖朝內，膝蓋微微彎曲。
— 手自然地叉在腰上。

2 腳尖朝外轉的同時跳起來！
— 雙腳要同時離地。

這是芭蕾舞者常做的跳躍動作。跳躍的同時改變腳尖的方向，其實是強度很高的運動喔。因為可以同時雕塑大腿內外側的線條，所以能夠減少大腿的贅肉，讓線條圓潤且美麗。跳躍也是有氧運動的一種，可以消耗不少熱量喔。

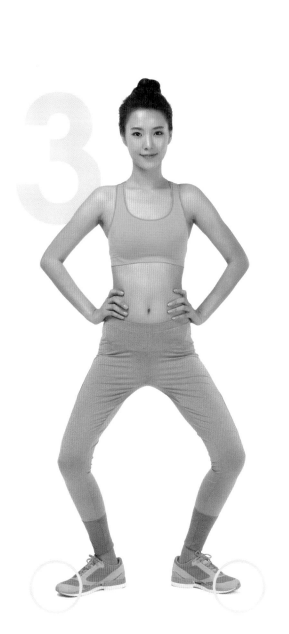

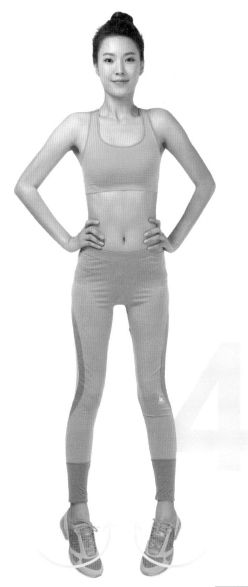

步驟1~4
重複8次

第26天
運動結束

3 維持腳尖朝外的動作著地，
── 然後膝蓋微微彎曲。

　　跳起來落地時，要注意上半身不能向前傾。
　　腰必須打直！

4 腳尖朝內轉的同時跳躍！
── 重點是跳躍與著地的同時，腳尖要立刻改變方向。
　　如果能看著鏡子確認腳尖的方向會更好。

打造美麗上半身的綜合禮包
側跪

運動部位	運動強度	運動種類
上半身全部	弱 ●—●—●—◯—● 強	皮拉提斯

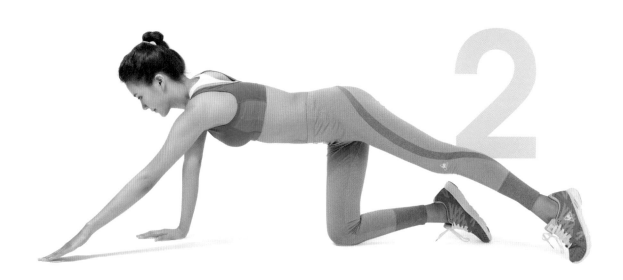

1 雙手撐地，雙膝跪地。

2 左手向前伸出去，
左腳向後伸出去。

這是皮拉提斯的代表動作側跪姿（Kneeling Side），也是同時運動手臂、側腰、腹部等上半身肌肉的運動。扁平的腹部、凹凸有致的腰身、纖細的側腰與手臂，都在這個動作裡！是個用單手和單膝支撐身體，重複抬腿、放下的運動。比起腿的動作，更重要的是用腹部與手臂的力量撐住，讓身體不要晃動。

★ 請在完成第1至26天的運動後再開始。

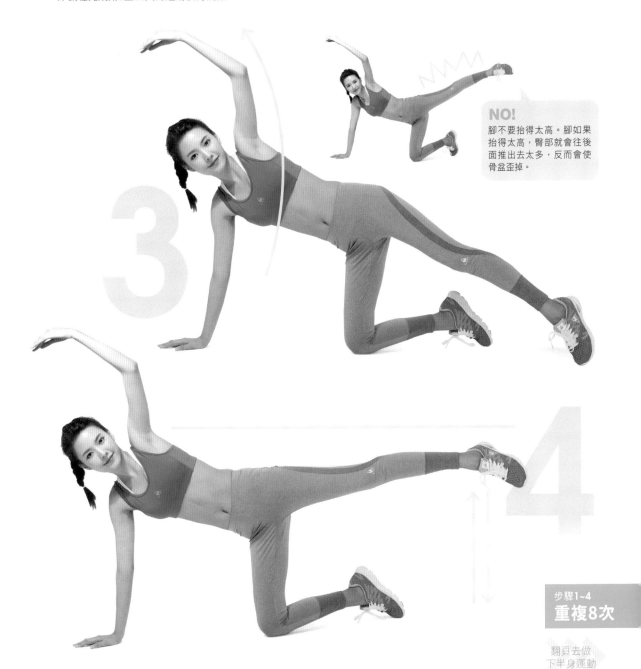

NO!
腳不要抬得太高。腳如果抬得太高，臀部就會往後面推出去太多，反而會使骨盆歪掉。

步驟1~4
重複8次

翻頁去做
下半身運動

3 右手繼續撐著地板，
左手高舉至耳朵旁邊。
上半身會自然地轉向前方。
撐在地板上的那隻手必須與膝蓋成一直線。
手如果太靠近身體，會給手腕太大的負擔。

4 維持左手高舉的狀態將左腳
筆直地抬起，然後再慢慢放下。
腳可以抬多高就抬多高。
腳的高度並不重要，更重要的是支撐的力量。
接著換腳再做相同的動作。

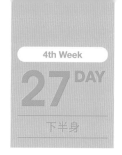

宛如優雅女神的身形
優雅的貓

運動部位	運動強度	運動種類
大腿／臀部／骨盆	弱 ●─●─●─●─○─● 強	皮拉提斯

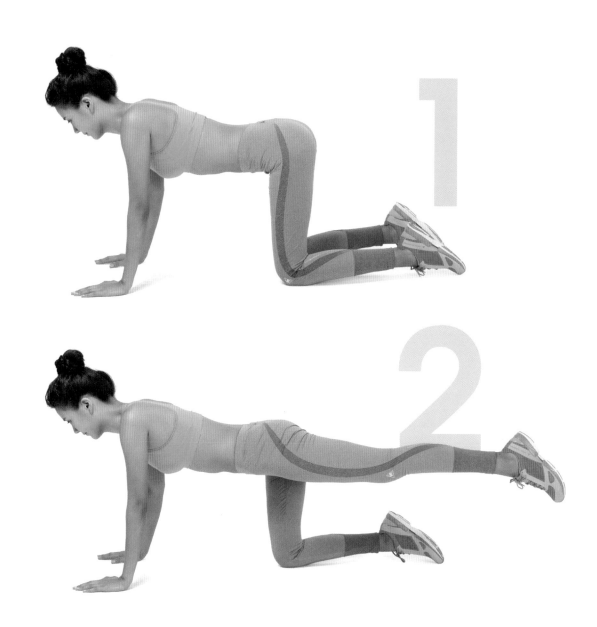

1 雙手撐地，雙膝跪地。
—— 這是常說的「貓式」。
頭要自然地看著地板。

2 單腳抬起並向後伸直。

這是單膝跪在地板上，並用抬起的那隻腳畫圈的動作，可以更深入地雕塑下半身的線條。能夠提臀、讓臀部線條更美，也可以讓大腿的形狀更圓滑，進而讓你擁有均衡的身形。一邊想像優雅女神的姿態，一邊慢慢用心地做這個動作吧。

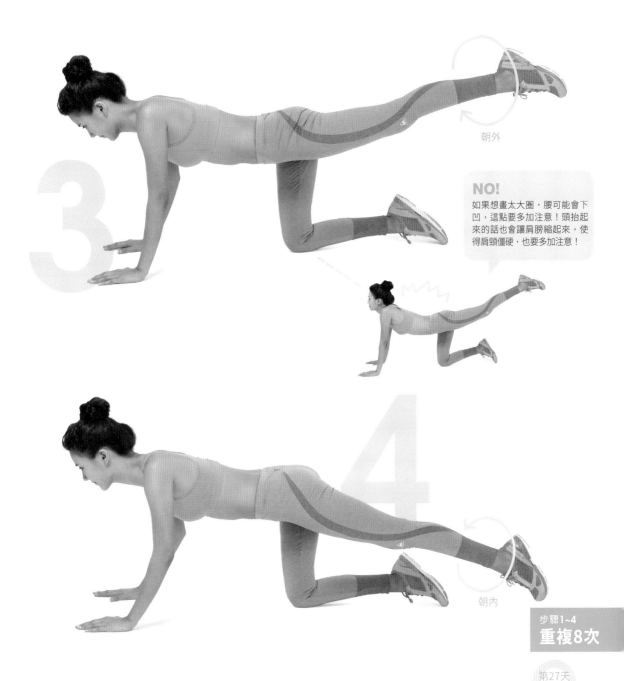

朝外

NO!
如果想畫太大圈，腰可能會下凹，這點要多加注意！頭抬起來的話也會讓肩膀縮起來，使得肩頸僵硬，也要多加注意！

朝內

步驟1~4
重複8次

第27天
運動結束

3 向後伸出去的那隻腳向外畫個圈。
—— 必須只動腳畫圈。腹部要用力，
避免腰部晃動。圈可以不用太大，
畫圈時也要注意骨盆不要晃動，
同時臀部也要用力繃緊。

4 向後伸出去的
—— 腳朝內畫圈。
骨盆不對稱的人，就會有某一邊做起來不太順利。
建議先從不太順利的那邊開始動作。
如果手腕會痛的話，那就用手肘撐著地板來做。
接著再換一隻腳做同樣的動作。

緩解腰部疼痛
馬賽走

運動部位	運動強度	運動種類
身體全部	弱 ●━━●━━ 強	步行

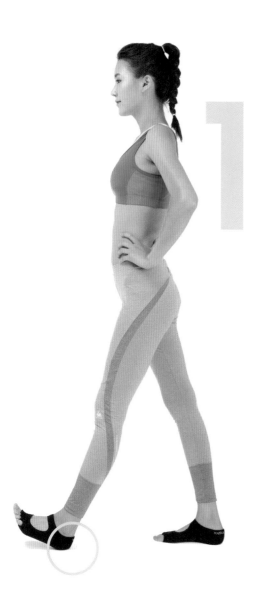

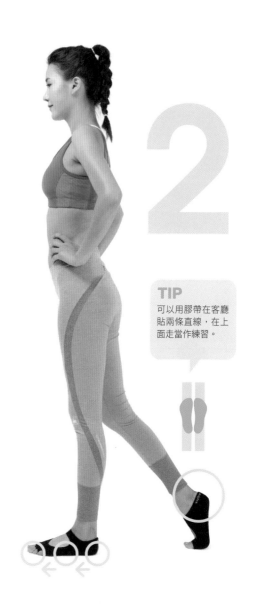

TIP
可以用膠帶在客廳貼兩條直線，在上面走當作練習。

1 往前跨出去的那隻腳足跟先著地。

2 前腳完全踩在地面的同時，後腳先把足跟抬起來。
必須依前腳足跟→腳掌→腳趾的順序踩到地面上。

只要「好好」走路，就能夠達到充分的運動效果。不過問題是，大部分的人都用錯誤的姿勢走路！別說是運動了，有些人的走路方式甚至會駝背、脊椎歪斜，非常破壞身體平衡。今天就來學健康的走路方式「馬賽走」。這是馬賽族走路的方法，據說用這種方式走路的馬賽族，完全沒有任何骨刺患者喔。

★ 請在完成第1至27天的運動後再開始。

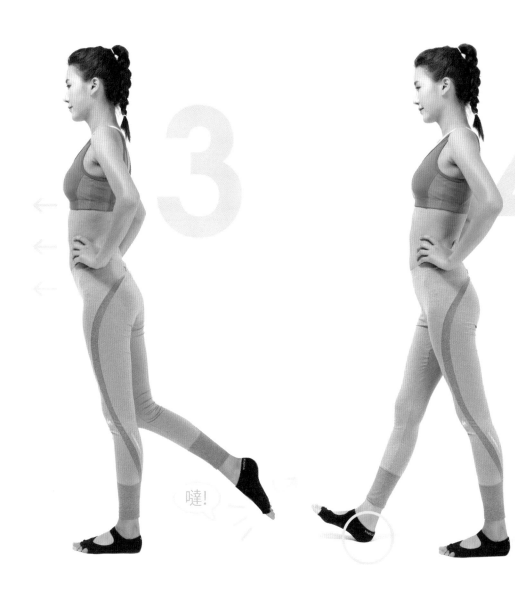

噠！

步驟1~4
重複8次

翻頁去做
下半身運動

3 後腳腳尖「噠」出力輕推地面，
—— 並讓腳完全離地。
　　藉著腳趾的推進力將上半身微微往前推，
　　然後向前移動。腳尖微微彎曲，
　　可以對腰起到緩衝的作用。這樣走的時候，
　　可以減少腰受到的衝擊。

4 將後腳往前踩出去，
—— 從足跟先著地，繼續剛才的走路方法。
　　不是腳掌直接整個踩到地板，
　　而是用足跟→腳掌→腳尖的順序依序碰到地板，
　　接著再用腳趾的推進力往前走！
　　嘗試過會發現其實不容易。
　　推薦大家在日常生活中多多練習。

身、心與骨盆都有魅力的女子
傲慢舞

運動部位	運動強度	運動種類
骨盆	弱 ●—○—●—●—● 強	跳舞

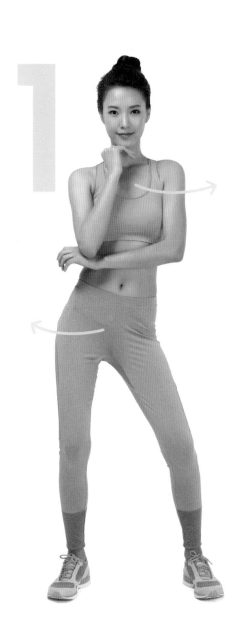

NO!
骨盆左右擺動時，
注意臀部和骨盆不
能往後推出去！背
也不要拱起來，在
背打直的狀態下上
半身微微向前。

Music Q!

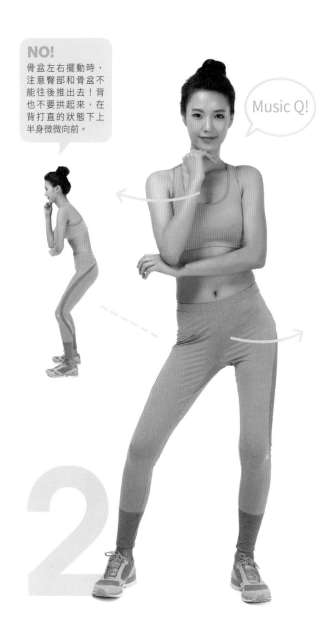

1 上半身微微向後，
將骨盆往旁邊推，
上半身則往骨盆的反方向推
要盡量高傲地用單手撐住下巴。

2 骨盆跟上半身方向交換。
骨盆跟肩膀要自然地往反方向動作。
藉著讓身體往不同方向動作的過程
達到運動的效果。

一個星期的最後，再次享受跳舞時光吧！要不要來跳跳看女團BEG的傲慢舞呢？要放鬆骨盆，沒有比傲慢舞更好的運動了。重點就是肩膀跟骨盆往反方向動作！上半身則要傲慢地向後推，眼睛還要微微往下看。來，音樂下！

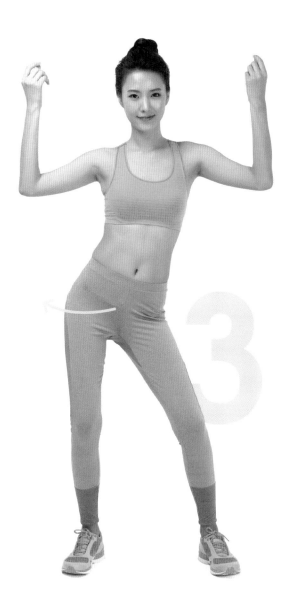

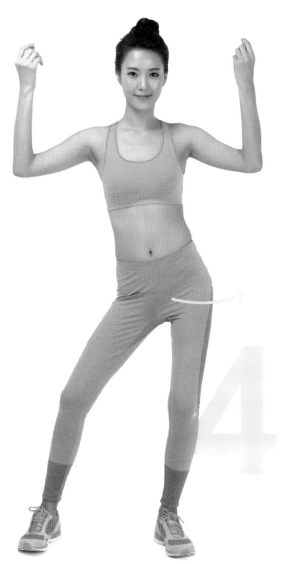

連續16次

3 雙手往上抬起，並將骨盆往旁邊推，上半身則往反方向動。
藉著將肩膀打開的動作，
幫助伸展肩膀。

4 骨盆跟上半身方向交換。
輕輕地左右交替擺動，
提升骨盆的活動性。

第28天
運動結束

Q&A
如何不越減越肥，永遠美麗

Q 最容易發生溜溜球現象的部位是哪裡？

腹部會最快發生溜溜球現象。所以其他的運動都可以不做，但側腰伸展請務必要做。轉動上半身的動作是鍛鍊X字腹肌，所以可以阻止腹部凸出。

如果連伸展的時間都沒有，那就偶爾轉動上半身跟後面的人說30秒的話，光是這樣就能夠轉動側腰。如果連這樣都嫌煩，那坐在書桌前的時候稍微往側邊彎一下吧，這樣就能夠運動到側腰了。

Q 有什麼衣服能夠凸顯自己有在靠運動
　　管理身材呢？

明顯表示自己有在管理身材其實不太有吸引力。如果想強調上半身的線條，比起那種貼身的衣服，稍微能夠露出一點身材的透視裝反而更性感。有點透明的白色襯衫也很美。想露出鎖骨的時候，比起低胸的衣服，更建議微微露出鎖骨的V領或圓領，若有似無地小露一下反而更有魅力。

想展現身材的時候，要盡可能避免可愛的風格。衣服要是太可愛，就不太容易讓人注意到身材。穿上端莊且簡單的衣服，反而更能夠凸顯身材。

Q 請告訴我能夠讓身材線條看起來更美的姿勢。

首先，下巴不要抬太高。下巴要是抬得太高頸部會變得很僵硬，鎖骨也會分得太開，讓形狀變得不好看。想像用下巴夾住一顆橘子的感覺，將下巴微微往內收。

肩膀要溫柔地放下。如果聳肩讓肩膀夾住脖子，會讓手臂看起來很粗。為了挺胸而將肩膀過度往後拉，也會使鎖骨抬得太高，形狀會跑掉，這點要多加注意！

手臂太前面或太後面都會看起來很粗。手臂必須微微比身體後面一點點，看起來才會比較細。肩膀轉一圈後再把手放下，手的位置就會比平常稍微後面一點，這個位置就是手臂最剛好的位置！手臂看起來比較瘦的位置，肩膀也能夠挺起來，鎖骨也會剛好呈現一字型，非常漂亮。

走路的時候足跟最好微微抬起來。這樣重心就會在身體前面，同時腹部用力，就能夠讓脊椎伸展，整個人的體態會變得很美。尤其脊椎正了之後，站姿就會感覺非常有自信。

Q 穿比基尼之前有沒有什麼一定要確認的事？

如果你一直很認真管理身材，那剩下的就只有大方地穿上比基尼了！不過有件事情一定要記得，那就是手肘、膝蓋去角質了嗎？還有身上有沒有哪裡瘀青呢？女生原本就容易到處碰撞，經常會在不知不覺間瘀青。已經這麼用心管理身材了，身上卻青一塊紫一塊的，反而會對瘦身效果造成負面影響呢。

最後，如果想展現自己現在的最佳身材，那在穿比基尼的那天就盡量餓吧。唯有這樣才能咻～地消水腫，展現最佳的曼妙身段。妳想知道是不是非餓不可嗎？這就是選擇的問題囉，不過藝人也都會為了展現自己最好的一面而這麼做，世界上沒有白吃的午餐，有多少付出就有多少收穫。

Q 塑身產品有效嗎？

有，當然有一定程度的效果，不過不會讓你戲劇性地少掉一堆脂肪。如果真這麼有效，世上哪還會有胖子呢？尤其有錢人，肯定都會很瘦吧？

而且300元的嬰兒乳液，效果其實不輸3000元的高價瘦身產品喔。要問該怎麼做的話，那就是 把300元的便宜乳液當成3000元的高價乳液，盡情塗抹就好！

購買昂貴的乳液時，我們都會希望每次只用一點點並均勻地塗抹在身上，但便宜的乳液就會用的很大方，塗抹的時候也會比較隨意。所以只要下定決心，像在塗抹昂貴乳液一樣，盡量用心地均勻塗抹到全身（直到身體完全吸收為止），這樣就是一種按摩，也能夠幫助身體血液循環、分解脂肪、消除水腫。所以重要的其實不是用哪一種乳液，而是你有多麼用心地擦乳液。

順帶一提，洗完澡之後應該先擦身體乳液而不是臉部乳液。因為身體的毛孔會比臉更快關閉，所以只要把身體乳放在浴室裡，洗完澡之後立即塗抹就好！還有，乳液不要先擠在手上，應該直接擠在身體上，然後再用手背推開來，否則會有一部份的乳液被手掌吸收喔。背部在抹乳液的時候，建議先用手背沾乳液，然後再塗抹在肩膀後方。塗抹的方向必須跟血液流動的方向相反！由下往上掃就可以促進血液循環，還能達到按摩效果。

Q 一定要用足霜嗎？

Yes! 足霜內含有大量可幫助雙腳放鬆的成分，可以有效幫助雙腳舒緩疲勞。還有，如果可以的話不要用一罐身體乳抹全身，手腳都應該有各自專用的乳液。 因為手和腳跟身體其他部位的皮膚組織不一樣。

Q 可能是因為突然瘦下來，覺得身體好像失去彈力了。

如果希望身體增加彈力，那就多泡澡吧。將身體浸泡在熱水中可以促進血液循環，也能夠幫助肌膚收縮、舒緩，能夠使彈性提升，同時也能消除水腫。沐浴鹽也會藉著滲透壓作用提升熱傳導率，進而提升泡澡的效果。

如果家裡沒有浴缸，那就用蓮蓬頭的水柱按摩吧。淋浴時把水開大，不要一次沖全身，而是分別用強力水柱慢慢去沖身體各個部位，讓身體的每個角落都熱起來。這樣刺激各個部位，就能夠促進血液循環，使肌膚更有彈性。

還有，每次洗澡時都要誠心誠意地撫摸自己！

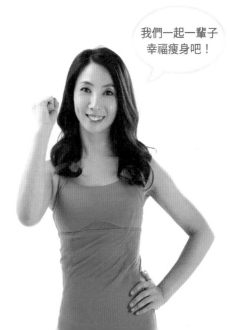

我們一起一輩子
幸福瘦身吧！

Q&A
關於生活中的疼痛

Q 經常需要走路或久站，讓我的腳總是很痛。

走路的時候不要只動腳，也要動到腹肌。想著用久站或是經常走路，也經常會有髖關節（連接骨盆與大腿的關節）疼痛的問題。髖關節是承受體重壓力最大的部位之一，所以非常容易疼痛。髖關節疼痛的時候，可以多做轉腳的動作以舒緩疲勞。大腿內側的肌肉鍛鍊起來，就可以減輕髖關節的負擔，疼痛的機會也會減少許多。

Q 我知道穿高跟鞋對健康不好，
　　但又不能不穿……好煩惱。

如你所知，穿高跟鞋對腳非常不好。不過 穿高跟鞋的時候腹部會用力，脊椎也會伸展開來，可以減輕其他關節的負擔，體態也會變美。

相反地，平底鞋雖然能夠讓腳比較舒服，但卻會使腹部、脊椎彎曲，也會對其他關節帶來較大的負擔，更會使體態跑掉。所以高跟鞋、平底鞋都沒有絕對的好與壞，重要的是適當分配穿著的機會，注意舒緩雙腳疲勞、有意識地矯正自己的姿勢。鞋子應該要選足弓部位可以支撐，鞋底有點軟的款式。

其實 對身體最不好的鞋子是「拖鞋」。因為穿上拖鞋之後，步伐就會拖得很長，走路姿勢會跑掉，並破壞身體整體的關節平衡。所以拖鞋穿太久容易造成髖關節疼痛，如果非穿不可，建議不要穿太久。

Q 錯誤的姿勢當中，最應該改掉的是哪一個？

翹腳！因為會讓骨盆歪掉，是對下半身保養最不好的姿勢。因為是把體重全部壓在一隻腳上，不僅會讓血液循環不順暢，也會破壞雙腳平衡。看電視的時候，會發現主播們很愛翹腳，雖然看起來很有氣勢、很美，但實際教她們運動時，都會發現她們很多人身體的線條都跑掉了。眼睛所見的並不是全部。如果已經養成翹腳的習慣，覺得只是坐著卻有哪裡不對勁時，可以在雙腳之間夾一顆棒球或一本書，膝蓋跟大腿要用力不讓棒球或書掉下來。這樣不僅能改掉翹腳這個習慣，更能夠雕塑大腿內側的線條。如果想要更舒服一點的姿勢，也可以併攏雙腳膝蓋跟大腿，用小腿做出一個人字形。

如果無論再怎麼努力都改不掉翹腳的習慣呢？那就沒辦法了，繼續翹腳，並認真做骨盆運動、下半身運動吧。

Q 請告訴我自己該如何確認骨盆有沒有歪掉。

走路的時候請好好觀察自己腳的樣子。如果有內八或是外八的問題，那就是骨盆歪掉的證明，所以步伐正確很重要。

步伐如果不正確，骨盆就會歪掉，骨盆歪掉脊椎就會跟著歪掉。脊椎歪掉，身體的平衡也會跟著被破壞。所以從現在開始，要有意識地觀察自己走路的樣子，讓腳掌直直地朝著正前方。在健身中心做走路運動時，也不要一邊看電視一邊習慣性走路，而是要看著自己的步伐，這樣才能達到良好的運動效果。

如果無法讓腳掌朝向前方走一直線，那可以在地板上貼封箱膠帶，練習在上面走一直線。多做骨盆運動也有助矯正骨盆失去的平衡，只要步伐跟姿勢正了，身材就會變美了！

Q 坐在椅子上比坐在地板上好嗎？

坐在地板上的東方坐式生活，對下半身的負擔的確會比較重。尤其 跪坐或盤腿坐，都會對膝蓋跟小腿造成負擔。 坐在椅子上能讓膝蓋和小腿更自由地移動，血液循環比較好，也能有助鍛鍊肌肉。坐在椅子上的時候，腳可以交替伸直或是伸展腳踝，利用零碎的時間伸展。

還有維持坐在椅子的邊緣，再把腰跟腹部挺直的姿勢，本身就是一種運動。如果整個人癱坐在椅子裡，背沒有出力挺直的話，腹部就不會出力，更容易累積贅肉。

Q 手腕真的好痛，去了醫院也找不出什麼原因。

現在生活越來越便利，醫學技術也相當發達，但奇怪的是現代人的病痛卻比以前更多。一方面是因為精神上的壓力，另一方面也是因為 錯誤的姿勢、生活習慣以及運動不足所致。近來最常見的問題之一，就是會造成手腕疼痛的「腕隧道症候群」。這是一整天都以固定的姿勢握著滑鼠，給手腕過度負擔所造成的問題，一開始只有手腕會痛，但接著症狀就會蔓延到肩膀、手肘。即使照X光或是MRI，也無法檢查出症狀的原因。

不過治療方法其實比想像中簡單，比起藥物治療，只要 隨時轉動手腕、伸展一下手指，不要維持固定姿勢太久，隨時動動身體、伸展一下 就可以了。手腕或腳踝周圍如果沒有肌肉，稍微摔倒一下就會使韌帶拉傷，所以平常就要多做手腕、腳踝的運動以鍛鍊肌力。

Q 上下樓梯時膝蓋都好痛。

很多人都認為膝蓋疼痛是關節炎的問題，但其實很多20多歲、30歲的年輕人沒有關節炎卻也受膝蓋痛所苦。如果體重過重的話，就會給膝蓋帶來過多的壓力。所以為了關節健康著想，體重過重的人應該要減重。如果體重沒有太重但卻膝蓋痛的話，就可能是因為錯誤的姿勢與走路方式造成。我們應該努力讓步伐或平時的姿勢維持端正，鍛鍊大腿與腹部的肌力以支撐體重，這樣就能減輕膝蓋的負擔了。

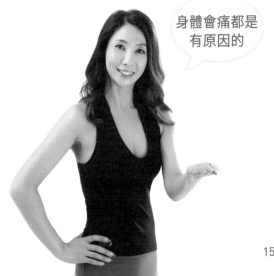

身體會痛都是有原因的

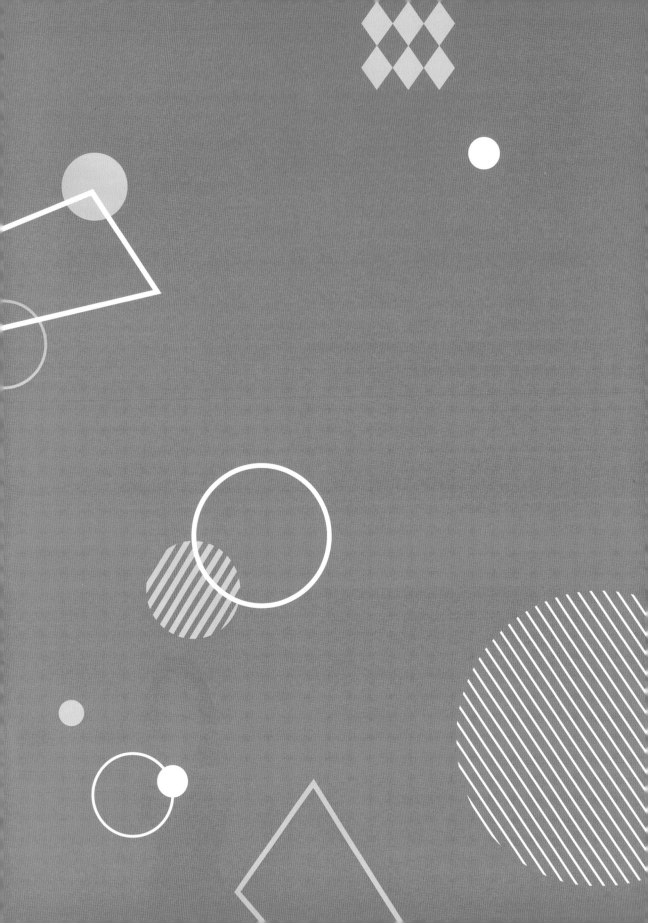

5

LAST WEEK 29~30 DAY

30天居家健身最後一週

終於來到萬眾期待的最後一週！就用讓肌肉更有彈性、雕塑全身體態，讓身材更加修長的運動來收尾吧。最後一週不是高強度的肌力運動，而是讓全身體態更美的伸展運動。怎麼樣呢？感覺到身材線條有所不同了嗎？

打造大家都羨慕的體態
貓式 & 馬式

運動部位	運動強度	運動種類
上半身全部	弱 ●━●━■━●━● 強	瑜伽

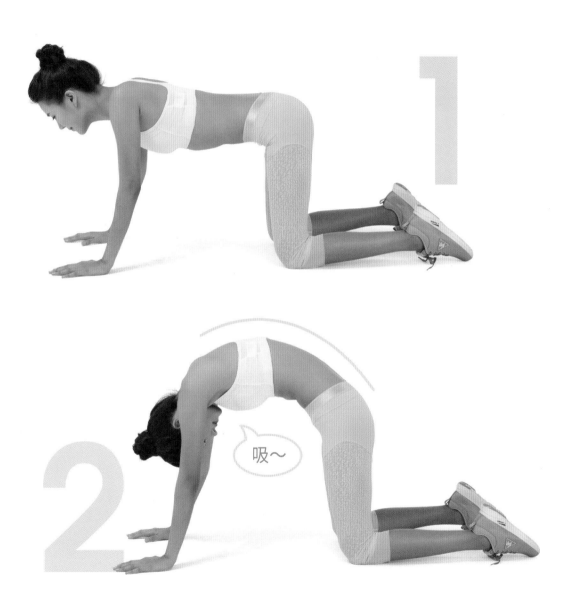

吸～

1 向前趴下，四肢撐地。

2 吸氣的同時背拱起來，
視線朝向膝蓋。

這是貓式，把肚臍往天花板的方向拉抬，
同時背往上拱起。

這是瑜伽動作中的貓式和馬式，能夠有效地讓全身體態更纖細，也可以幫助增加脊椎的柔軟度。不過其實很多人的動作都不正確，所以這次讓我們一起熟悉正確的動作吧。只要認真做，就能夠打造讓眾人羨慕的上半身線條囉。

★ 請在完成第1至28天的運動後再開始。

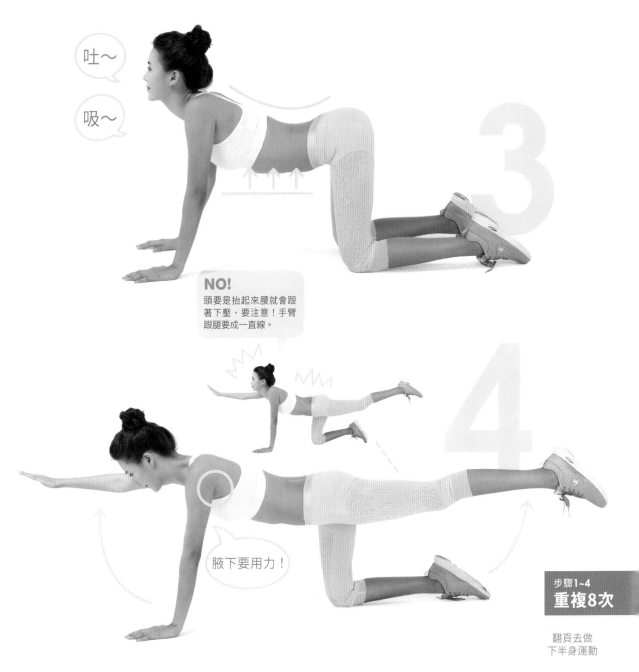

3 吐氣後再吸氣，同時臀部往後推
並抬頭看向正面。
這是馬式，注意腹部要內收並用力，
讓肚子不會往下墜。

4 手臂與相對邊的腳伸直
平舉後維持3秒。
想像在腋下放一枝鉛筆一樣用力夾住。
視線要看著下方。接著手臂跟腿左右交換，
重複同樣的動作。

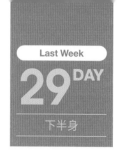

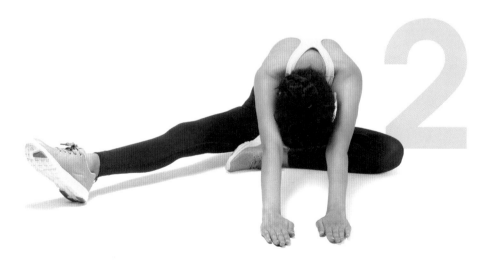

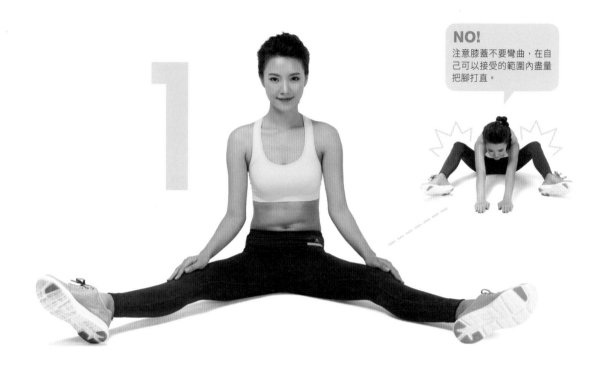

挑戰下半身零贅肉
苗條女孩

運動部位	運動強度	運動種類
大腿	弱 ●—●—●—●● 強	瑜伽

NO!
注意膝蓋不要彎曲，在自己可以接受的範圍內盡量把腳打直。

1 雙腿張開坐下。

2 單腳彎曲在身體前面，上半身向前趴下。
上半身向前趴時腰必須打直。
注意臀部不要離地，接著再回到步驟1的姿勢，
雙腳交換之後重複同樣的動作。

這是把腳張開並讓上半身趴下的動作，也是瑜伽的動作之一。可以讓大腿內側的線條拉長，變得更纖細、緊實。
將之前的運動當成基礎，最後再好好做這個動作，就能打造零贅肉的下半身！在比基尼面前也能抬頭挺胸了。

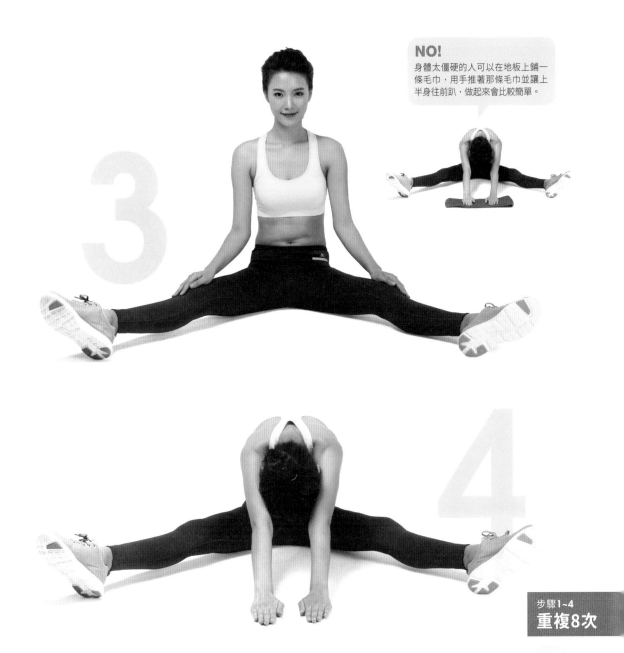

NO!
身體太僵硬的人可以在地板上鋪一條毛巾，用手推著那條毛巾並讓上半身往前趴，做起來會比較簡單。

步驟1~4
重複8次

第29天
運動結束

3 回到一開始的姿勢。

4 雙腳張開，上半身向前趴。
　　 腳要是張太開的話腰會打不直。
　　 腳只需要張開到能讓腰打直的程度就好。

在比基尼面前抬頭挺胸！
伏地挺身

運動部位	運動強度	運動種類
上半身全部	弱 ●—●—●—●—● 強	健身

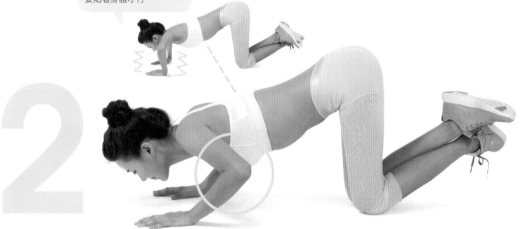

NO!
手肘不可以往旁邊打開，
這樣會對手腕造成負擔。
要貼著身體才行。

15°

1 雙手撐著地板趴下，
雙腳相互勾住並把小腿抬離地面。
雙手撐著地板，
雙腳與地面成約15度角。

2 手肘往身體方向收並彎曲，
讓上半身向下並撐住。
上半身可以多低就多低，
可以撐多久就撐多久。

162

終於來到眾望所歸的最後一天！超有毅力堅持到今天的你！已經不會害怕比基尼了吧？就用高強度運動的代名詞——伏地挺身（Push up），來為最後一天畫下句點吧。享受流汗、身體顫抖的瞬間！現在一秒一秒累積起來，就會讓身體更漂亮、更健康。

★ 請在完成第1至29天的運動後再開始。

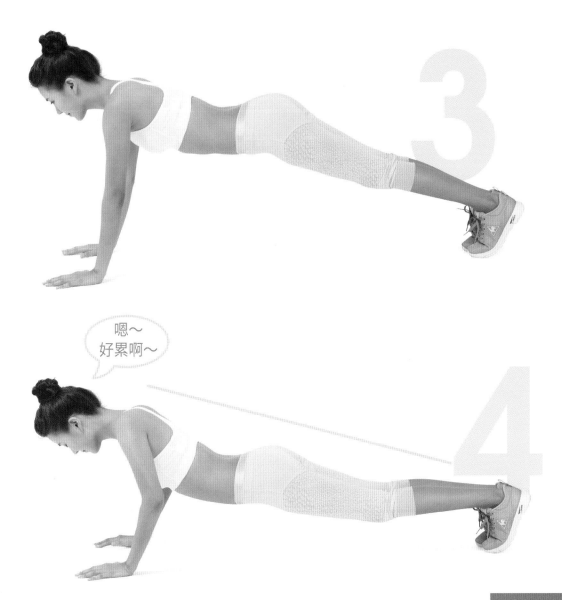

嗯～
好累啊～

步驟1~4
重複8次

翻頁去做
下半身運動

3 手腳伸直，用手掌與腳尖撐著身體。

4 手肘往身體方向收攏，
身體向下壓並撐住。
身體向下的時候必須維持一直線，
能下到多低就多低，可以撐多久就撐多久。

從頭到腳流暢的線條
T伸展

運動部位	運動強度	運動種類
全身	弱 ●───●──■─● 強	皮拉提斯

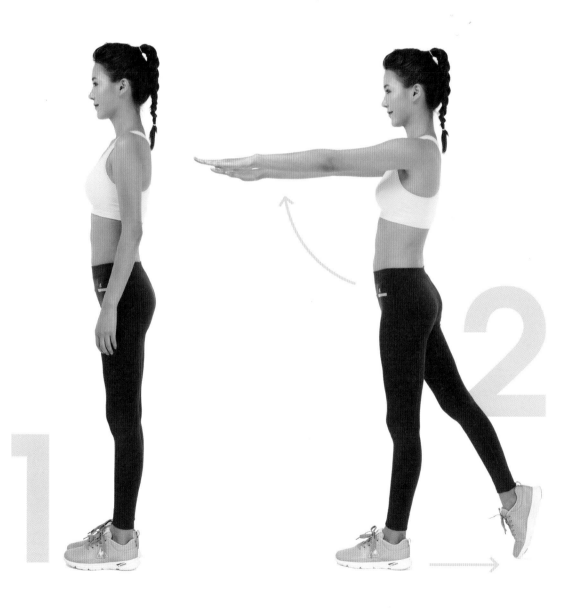

1 面向前方站好。

2 雙手向前平舉，
單腳往後跨出小小的一步。

是不是感覺到身體的線條都跟一開始不一樣了呢？就用這個伸展全身的運動收尾吧。請用要好好伸展全身的心情來做這個動作。專注在指尖、腳尖等身體的各個部位，用精心設計自己身體線條的心情來做。此刻我們正在變得比以前更美。

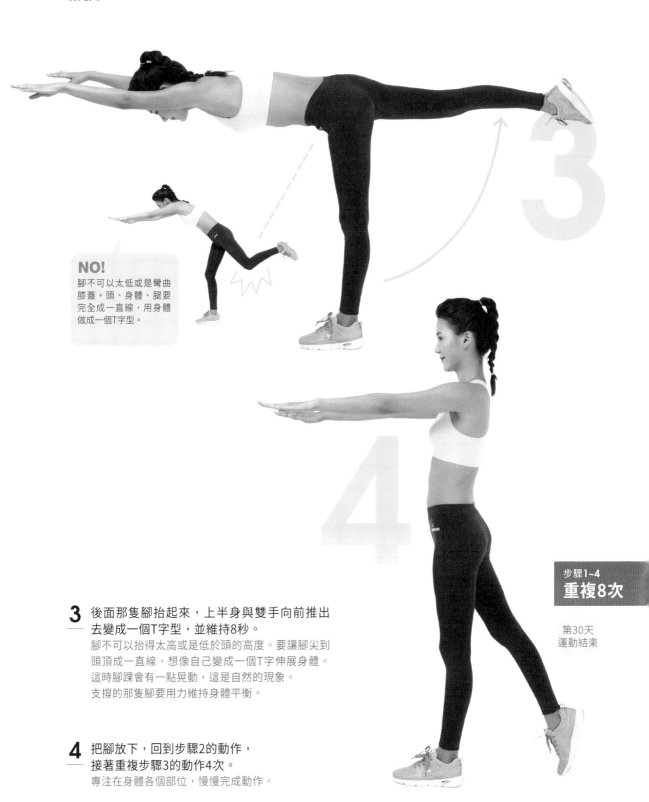

NO!
腳不可以太低或是彎曲膝蓋。頭、身體、腿要完全成一直線，用身體做成一個T字型。

3 後面那隻腳抬起來，上半身與雙手向前推出
— 去變成一個T字型，並維持8秒。
腳不可以抬得太高或是低於頭的高度。要讓腳尖到頭頂成一直線，想像自己變成一個T字伸展身體。
這時腳踝會有一點晃動，這是自然的現象。
支撐的那隻腳要用力維持身體平衡。

4 把腳放下，回到步驟2的動作，
— 接著重複步驟3的動作4次。
專注在身體各個部位，慢慢完成動作。

步驟1~4
重複8次

第30天
運動結束

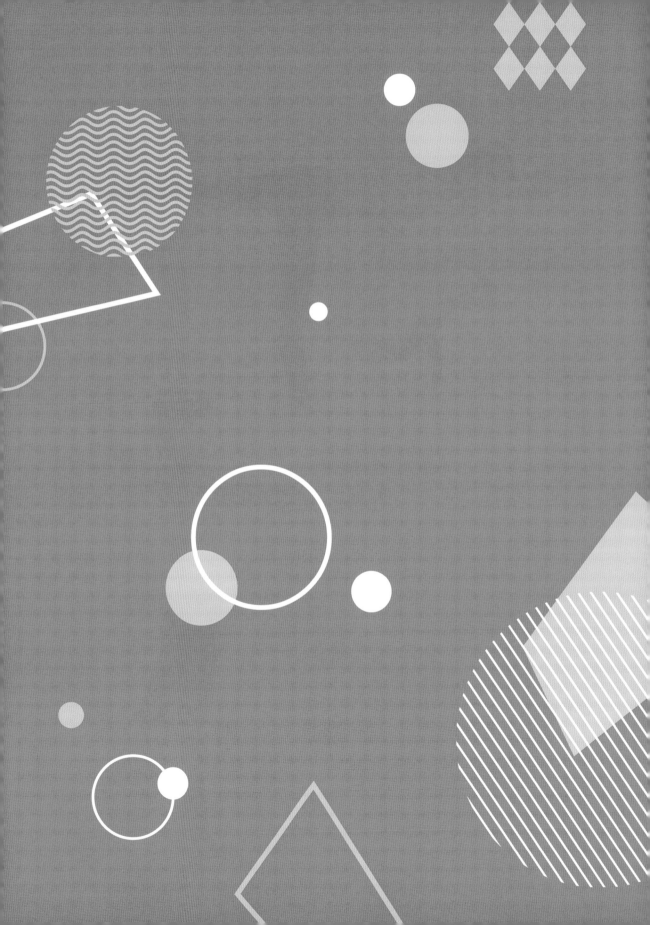

After
30days
Body plan

30天後的健身計畫

到這裡都有好好地跟著做嗎？
不過這不是結束，只是開始喔。
瘦身與身材管理是一輩子的事！
現在就來介紹30天之後的居家健身計畫。

每天1小時,依序完成第1天到第30天的動作就完美了!
每個動作可以做多少就做多少次,只要到有點喘的程度就OK!

第1至30天的所有運動

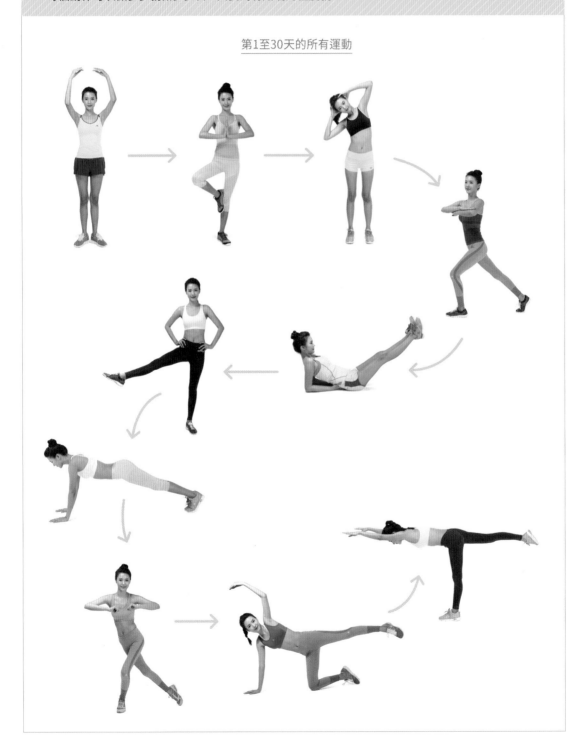

核心型 PLAN

如果希望運動簡單一點，可以參考本書最後的附件，有介紹一天15分鐘的循環運動。

全身 | **30** minutes

30天所有課程的重點整理版！記起來之後就算書不在手邊，也能隨時隨地運動。
每天交替做上下半身運動，30分鐘以內能多少做多少。

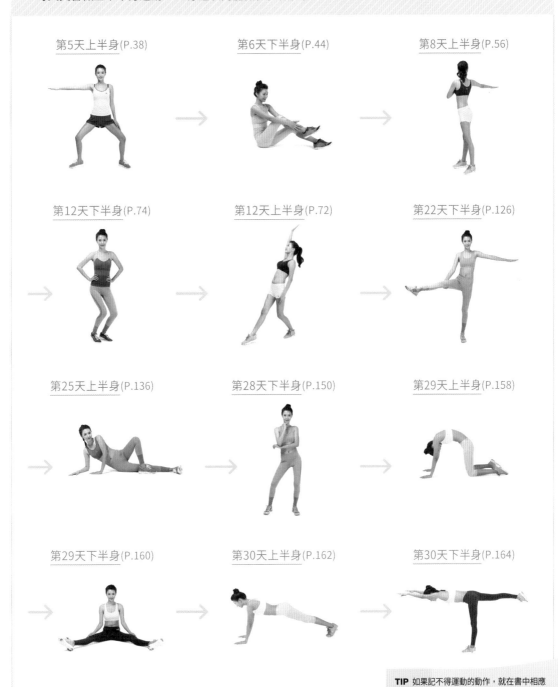

第5天上半身(P.38)　→　第6天下半身(P.44)　→　第8天上半身(P.56)

第12天下半身(P.74)　→　第12天上半身(P.72)　→　第22天下半身(P.126)

第25天上半身(P.136)　→　第28天下半身(P.150)　→　第29天上半身(P.158)

第29天下半身(P.160)　→　第30天上半身(P.162)　→　第30天下半身(P.164)

TIP 如果記不得運動的動作，就在書中相應的頁面貼上便利貼，這樣就能立刻找來看了。

減重型 PLAN

這是給圓圓女孩的計畫。如果想集中瘦身的話，請以高強度運動為主。
30分鐘內重複做這些動作，能做多少就做多少。

第25天上半身(P.136)

第26天下半身(P.124)

第26天上半身(P.122)

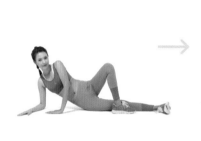
→
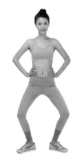
→
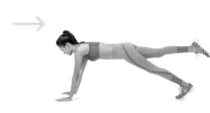

第27天下半身(P128)

第27天上半身(P.126)

→
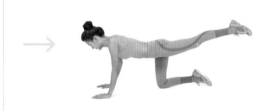
→
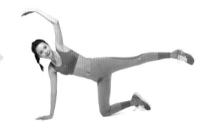

第30天下半身(P.164)

第30天上半身(P.162)

→
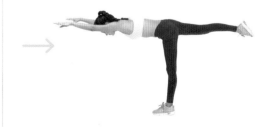
→
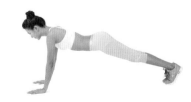

肩頸集中型 PLAN

上半身 | **30** minutes

有時候不得不穿露出肩頸的衣服，這樣最好在前一天集中鍛鍊肩頸。
30分鐘內重複這些動作，能做多少做多少。

第1天上半身(P.22)   第2天上半身(P.26)   第3天上半身(P.30)   第9天上半身(P.60)

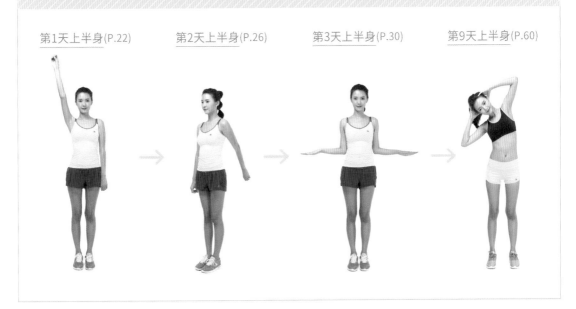

手臂集中型 PLAN

上半身 | **30** minutes

短袖的季節夏天來臨之前，應該要先好好雕塑一下手臂吧？
30分鐘內重複這些動作，能做多少做多少。

第1天上半身(P.22)   第2天上半身(P.26)   第4天上半身(P.34)   第6天上半身(P.42)

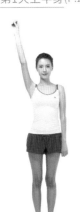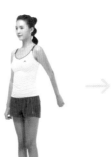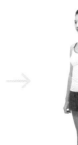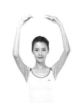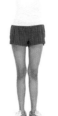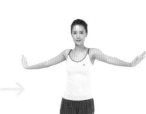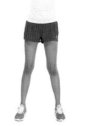

胸背集中型 & 脊椎矯正 PLAN

上半身 | **30** minutes

專為在要穿凸顯胸部或背部的衣服時，希望提前矯正脊椎的人所規劃的計畫。
30分鐘內重複這些動作，能做多少做多少。

第3天上半身(P.30)

第4天上半身(P.34)

第10天上半身(P.64)

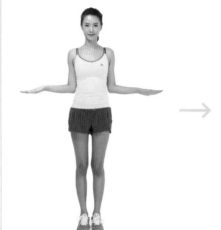 → 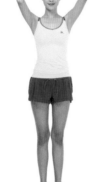 →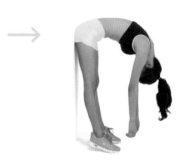

第13天上半身(P.76)

第19天上半身(P.106)

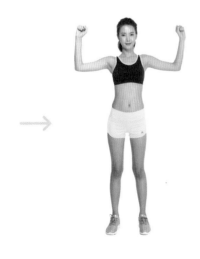 → →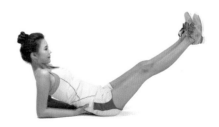

鬆垮垮的腹部贅肉，該拿它怎麼辦？距離比基尼決戰日不遠了嗎？那就集中處理腹部贅肉吧。
30分鐘內重複這些動作，能做多少做多少。

第8天上半身(P.56)　　　第10天上半身(P.64)　　　第11天上半身(P.68)

第15天上半身(P.90)　　　第16天上半身(P.94)

第17天上半身(P.98)　　　第18天上半身(P.102)

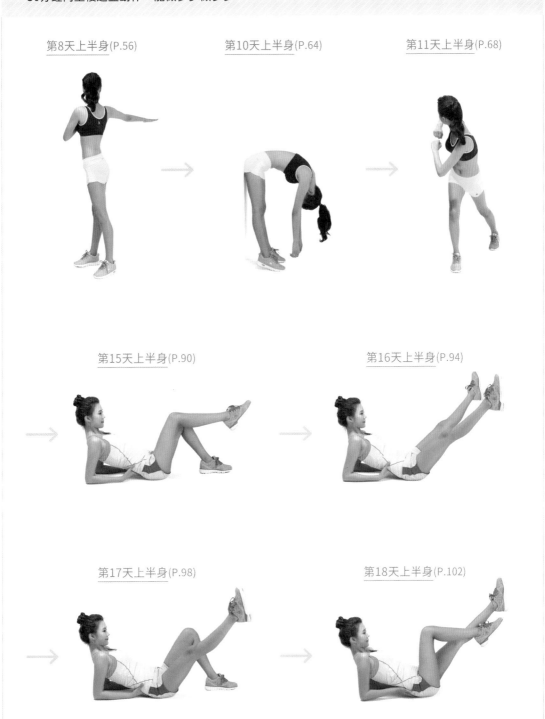

在即將要穿有腰身的連身洋裝時，就集中鍛鍊腰部與側腰吧。
30分鐘內重複這些動作，能做多少做多少。

第8天上半身(P.56)

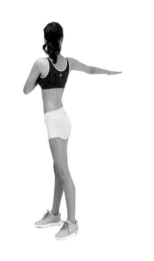

第11天上半身(P.68)

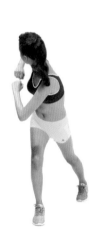

第20天上半身(P.110)

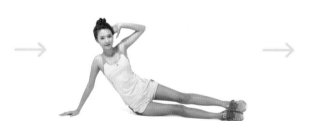

第22天上半身(P.124)

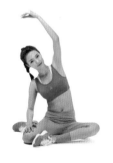

第23天上半身(P.128)

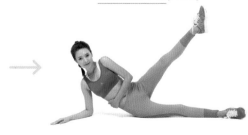

第24天上半身(P.132)

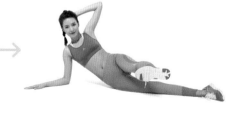

下半身鍛鍊的重點就是臀部！這樣一來不僅能夠把衣服穿得更好看，身材嬌小的人只要稍微提臀，個子看起來就會更高喔。30分鐘內重複這些動作，能做多少做多少。

第4天下半身(P.36)

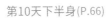

第10天下半身(P.66)

第11天下半身(P.70)

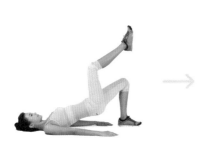

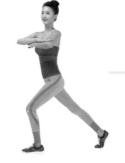

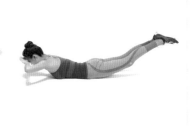

第16天下半身(P.96)

第17天下半身(P.100)

第19天下半身(P.108)

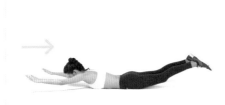

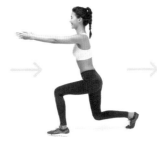

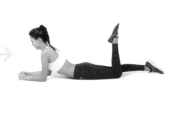

第20天下半身(P.112)

第23天下半身(P.130)

第26天下半身(P.142)

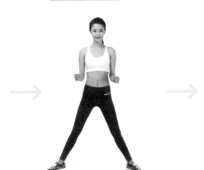

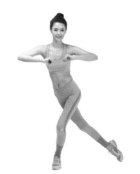

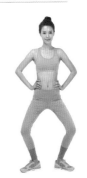

大腿集中型 PLAN

下半身 | **30** minutes

下半身贅肉最集中的部位，大腿，也是全大韓民國女性自卑的來源！
這個計畫專為無論如何都想瘦大腿的女性規劃。30分鐘內重複這些動作，能做多少做多少。

第1天下半身(P.24)　　　　第5天下半身(P.40)　　　　第9天下半身(P.62)

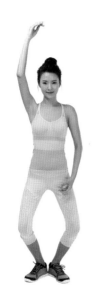 → 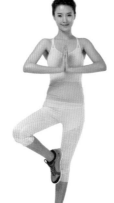 →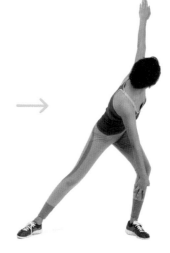

第12天下半身(P.74)　　　　第15天下半身(P.92)　　　　第24天下半身(P.134)

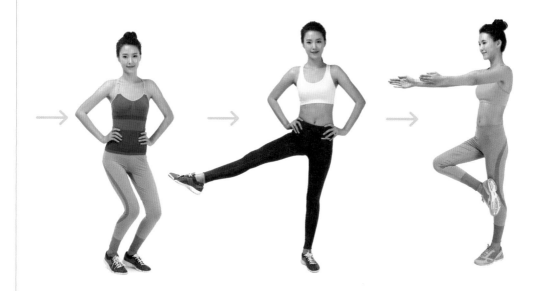

小腿、腳踝集中型 PLAN

下半身　| **30** minutes

性感的腿，重點就在於光滑的小腿線條與纖細的腳踝！熱褲、迷你裙、比基尼決戰日之前，集中鍛鍊這些地方吧。30分鐘內重複這些動作，能做多少做多少。

第2天下半身(P.28)　　第14天下半身(P.82)　　　　　　　第25天下半身(P.138)

第18天下半身(P.104)

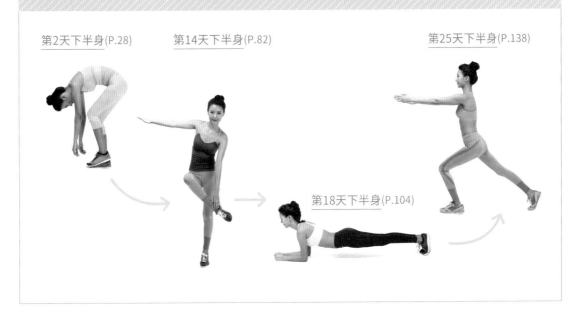

骨盆矯正 PLAN

下半身　| **30** minutes

女性的骨盆位置必須要端正，身體才會健康，體態也才會好看。
骨盆跑掉的人請認真做骨盆矯正運動。30分鐘內重複這些動作，能做多少做多少。

第7天下半身(P.48)　　　　　　　　　　第13天下半身(P.78)

第8天下半身(P.58)

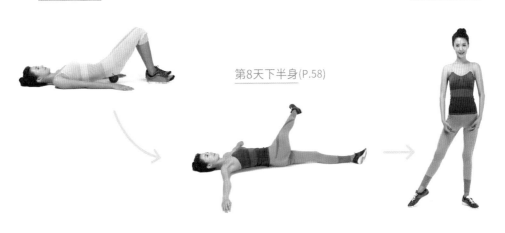

Daily
Special

你說你沒時間？利用零碎時間聰明運動吧！

不要再用沒時間運動這個卑鄙的藉口了！
讓我來告訴你能隨時隨地利用零碎時間的運動方法。
雖然都是些簡單的動作，但只要一分一秒累積起來，
你就會有驚人的改變！無關次數多寡，只要有機會就做。
單一食物減肥法那種東西可以丟進垃圾桶啦！

在街上 | 瘦手臂

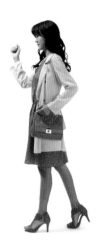
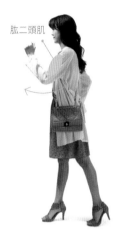
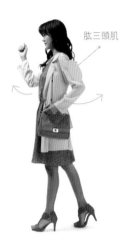
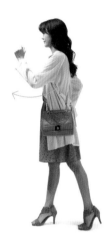

肱二頭肌

肱三頭肌

1
雙手彎曲成90度。

2
維持手臂的角度，
走路時手臂大幅度擺動。

3
手臂交替擺動，
並將手肘抬高，
一、二！一、二！

4
手臂變得好纖細！

在地鐵上 | 放鬆肩、頸、背、手臂

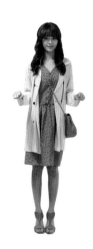
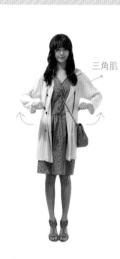
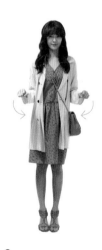
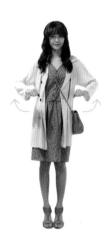

三角肌

1
雙手輕輕握拳，
手向前平舉，
手肘緊貼著側腰。

2
手肘抬高至45度的位置，
運動手臂上方的三角肌。

3
回到原來的位置！

4
手肘再慢慢抬高至45度的位置。
可以放鬆肩膀，以及因長時間
看智慧型手機而僵硬的頸部
與背部。

在公車裡 | 伸展小腿

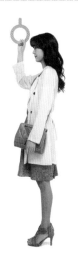 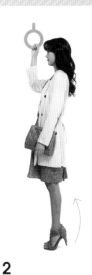 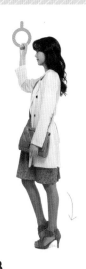 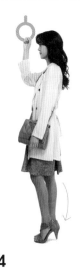

1

重心平均分散在雙腳，維持端
正的站姿。如果背的是後背包
運動效果最好。如果是背繩較
長的斜背包，則請繞過肩膀。

2

微微抬起雙腳足跟。
手一定要拉緊扶手，
避免在移動的車廂裡跌倒。

3

放下單腳足跟，
盡力伸展小腿。

4

雙腳交換，伸展小腿。

在階梯上 | 伸展小腿

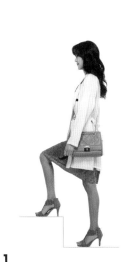 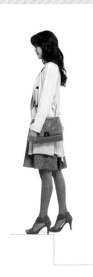 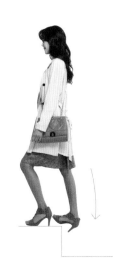

1

單腳跨上階梯。

2

另一隻腳踩住一半的階梯，
一隻腳在前一隻腳在後。

3

前腳微微彎曲，後腳則完全伸直，
感覺後面那隻腳的小腿伸展。

坐在書桌前1 | 放鬆手腕、瘦手臂、預防腕隧道症候群（手腕疼痛）

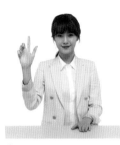

1
從小指開始到大拇指，
依序將手指收起。

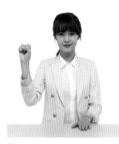

2
現在應該是握拳的狀態。

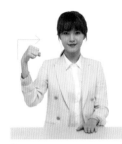

3
慢慢彎曲手腕。

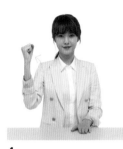

4
慢慢伸直手腕。

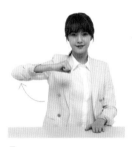

5
將手肘水平抬起。

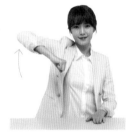

6
手肘抬起高過肩膀。

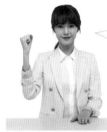

7
回到原位之後換手，
繼續做同樣的動作。

> 對一整天握著
> 滑鼠的人來說，
> 這是必要的運動！

坐在書桌前2 | 雕塑扁平腹部、矯正駝頸、龜背

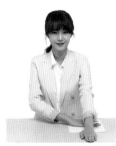

1
左手往前伸出去，右手則與胸
部平行。這時請在右手下方放
一張A4紙。

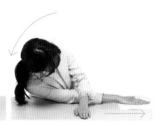

2
右手將A4紙推出去，
自然地趴在桌上。

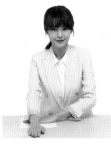

3
回到原來的位置，
左右手交換。

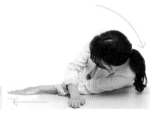

4
換個方向做相同的動作。
鋪了A4紙之後，
推的動作做起來會更順暢。

坐在椅子上1 | 瘦大腿

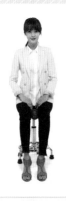

1
雙腳之間夾一顆球或是
厚度差不多的東西。

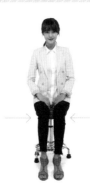

2
用力夾緊維持8秒然後再放開。
有時間就做！

坐在椅子上2 | 打造纖細腳踝

1
坐在椅子上，
上半身打直。

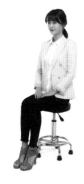

2
單腳抬起，
腳背用力勾起來。

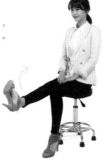

3
腳背下壓讓腳
完全伸直。
接著換腳做
同樣的動作。
有時間就多做！

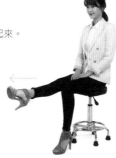

在書桌前 | 瘦腿、瘦腹部

1
身體站直，
雙手撐在桌子上。

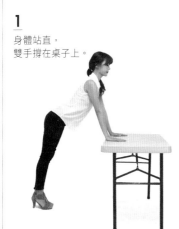

2
重心放在手臂上，
盡量把腳伸直。
腹部要用力
維持身體平衡。

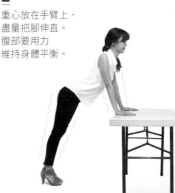

3
手臂呈直角彎曲，上半身向下壓之
後維持3秒。這時腿不能彎曲，必
須要維持打直的狀態。這是慢慢屈
伸手臂的動作，有空就多做！

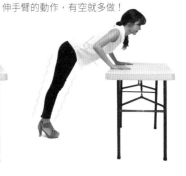

一邊看電視1 │ 瘦手臂

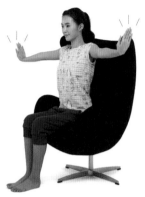
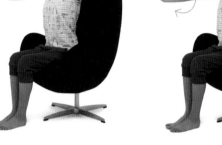
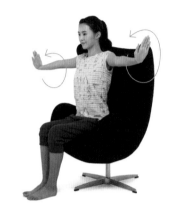

1
雙手伸直並朝左右平舉，手掌立起。

2
手臂朝順時針方向轉8次。

3
手臂朝逆時針方向轉8次。

一邊看電視2 │ 舒緩背部疲勞

反覆
收緊、
放鬆！

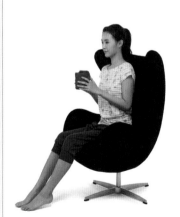
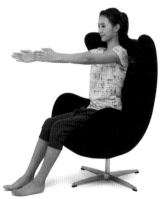
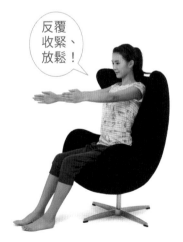

1
準備一顆球（比棒球稍微大一點），用毛巾包起來之後，坐在沙發或有靠背的椅子上。

2
將用毛巾包起來的球放在靠背上，然後用背（肩胛骨之間）壓住那顆球，接著雙手向前平舉。

3
像要用背抓住球一樣，反覆收緊、放鬆肩胛骨。肩胛骨動作時，就能夠放鬆肩背緊繃的肌肉。

利用沙發 | 舒緩雙腿疲勞

1
雙腳靠在沙發上，
腳尖勾起。

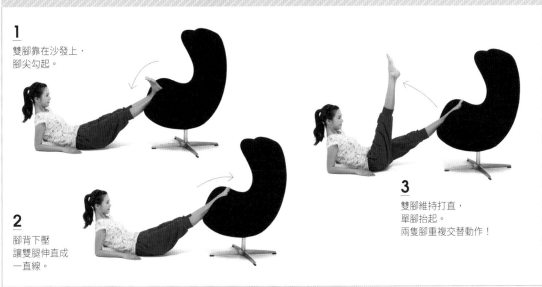

2
腳背下壓
讓雙腿伸直成
一直線。

3
雙腳維持打直，
單腳抬起。
兩隻腳重複交替動作！

一邊看電視 | 雕塑腿部線條

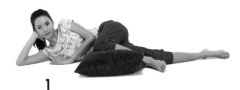
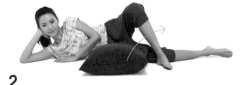

1
側躺下來，在身體前面放一個抱枕，
單腳彎曲跨在抱枕上。

2
放在抱枕上的那隻腳往旁邊抬起。
重複抬起、放下的動作。

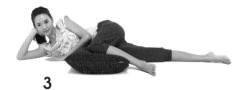
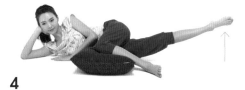

3
回到一開始的動作。

4
沒放在抱枕上的那隻腳伸直並抬起。
手臂跟腹部都要用力，身體才能維持平衡。

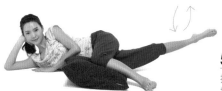

5
抬起的那隻腳打直並前後移動。
接著換腳重複同樣的動作。

眼周按摩 ｜ 舒緩疲勞 & 拉抬眼周肌膚

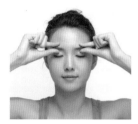 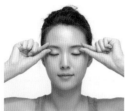 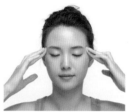 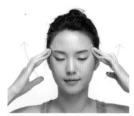

1
閉上雙眼，用雙手大拇指與食指用力抓住眉毛的部位。

2
用大拇指一邊按壓眼睛四周的骨頭，一邊往眉尾移動。

3
用中指用力按住太陽穴，並且慢慢地轉動。

4
手指向上推，讓眼角變得像貓一樣細長，然後再鬆開。

身體乳按摩 ｜ 改善血液循環

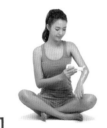 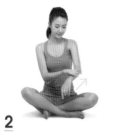 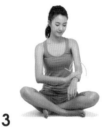 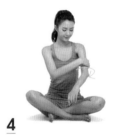

1
將身體乳擠在身上。

2
用手背慢慢地推開身體乳，幫助身體吸收。這時要從手腕往手肘方向邊掃邊塗抹。

3
身體乳都吸收之後，就用手抓住另一隻手的手腕，雙手施力左右轉動。

4
手一邊轉動一邊移動至上臂。接著從手肘移動到肩膀，移動的同時一將手臂的肉朝外推。用手依序輕拍手臂、頸部、肩膀之後就完成了。

呼吸 ｜ 呼吸與拉提

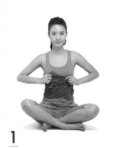 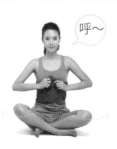 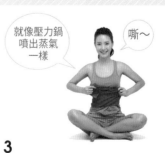

1
坐在地上，用毛巾包覆腰部。

2
用鼻子「吸～」，並大大地吸入一口氣，同時用肋骨推毛巾。必須要大口吸氣，到能明顯用眼睛看見毛巾被推著向外移動的程度才行。

3
盡力抬起嘴角做出笑容，並且一邊發出「嘶～」的聲音一邊吐氣。用最假的表情！吐氣的時候嘴角如果上揚，就能有拉抬肌膚的效果！重複3次以上。

下半身按摩1 | 消除雙腿水腫

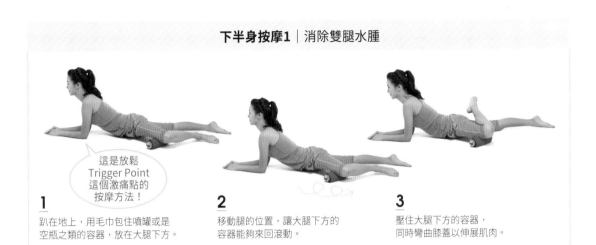

這是放鬆
Trigger Point
這個激痛點的
按摩方法！

1
趴在地上，用毛巾包住噴罐或是
空瓶之類的容器，放在大腿下方。

2
移動腿的位置，讓大腿下方的
容器能夠來回滾動。

3
壓住大腿下方的容器，
同時彎曲膝蓋以伸展肌肉。

下半身按摩2 | 放鬆緊繃的小腿肚

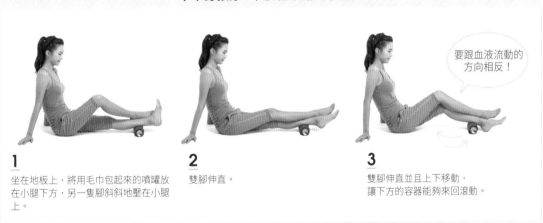

要跟血液流動的
方向相反！

1
坐在地板上，將用毛巾包起來的噴罐放
在小腿下方，另一隻腳斜斜地壓在小腿
上。

2
雙腳伸直。

3
雙腳伸直並且上下移動，
讓下方的容器能夠來回滾動。

身體乳按摩 | 血液循環 & 拉提

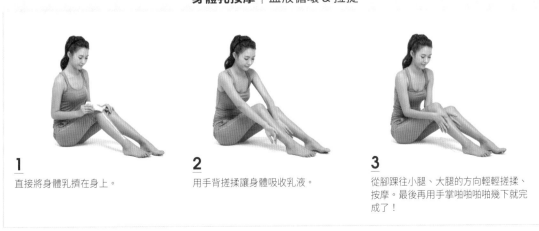

1
直接將身體乳擠在身上。

2
用手背搓揉讓身體吸收乳液。

3
從腳踝往小腿、大腿的方向輕輕搓揉、
按摩。最後再用手掌啪啪啪啪幾下就完
成了！

+2 的強效微鍛鍊：
韓星私人教練的 30 天徒手健身計畫，從 2 分鐘開始，成為堅持每天運動的人

作　　者/ 文 智 淑
主　　編/ 蔡 月 薰
企　　劃/ 謝 儀 方
翻　　譯/ 陳 品 芳
美術設計/ 楊 雅 屏
內頁編排/ 郭 子 伶

第五編輯部總監 / 梁芳春
董事長 / 趙政岷
出版者 / 時報文化出版企業股份有限公司
108019 台北市和平西路三段 240 號 7 樓
讀者服務專線 / 0800–231–705、(02) 2304–7103
讀者服務傳真 / (02) 2304–6858
郵撥 / 1934–4724 時報文化出版公司
信箱 / 10899 臺北華江橋郵局第 99 信箱
時報悅讀網 / www.readingtimes.com.tw
電子郵件信箱 / books@readingtimes.com.tw
法律顧問 / 理律法律事務所 陳長文律師、李念祖律師
印　刷 / 和楹印刷有限公司
初版一刷 / 2021 年 7 月 9 日
定　　價 / 新台幣 450 元

時報文化出版公司成立於一九七五年，並於一九九九年股票上櫃公開發行，
於二○○八年脫離中時集團非屬旺中，以「尊重智慧與創意的文化事業」為信念。

+2 的強效微鍛鍊：韓星私人教練的 30 天徒手健身計畫，
從 2 分鐘開始，成為堅持每天運動的人 / 文智淑作；陳品芳
翻譯 . -- 初版 . -- 臺北市：時報文化出版企業股份有限公司，
2021.07

面；　公分

譯自：30 일 홈트
ISBN 978-957-13-9116-8（平裝）

1. 健身、瘦身

411.71　　　　　　　　　　　　　　　110009092